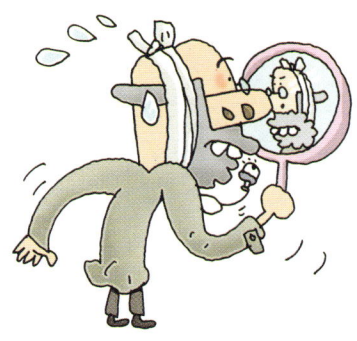

希波克拉底

给我们讲

人体故事

梁大承　著
金永珉　图
刘志峰　译

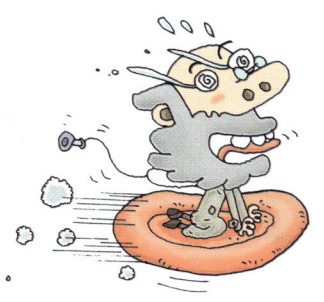

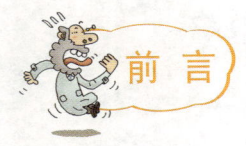 前 言

神秘而让人大吃一惊的人体

呼吸,吃饭,行走,思考,说话……
我们的身体在不断地做着不同的事情。
它不光是在我们清醒的时候,即使是在我们睡觉的时候也在不停地工作着:心跳,呼吸,做梦……

当然,我们可以认为身体做这些事情都是理所应当的,并对其漠不关心,但实际上,身体的这些"理所应当"的生命活动,却在经历着非常复杂的变化过程。为使眼睛看到一个物体并将其与别的物体识别区分,需要经过一系列的神经反应过程;为使嘴巴说出一句完整的话,需要面部七十多块肌肉通力配合;每天几次的生理排尿也需要经历无数的生理反应过程。
像这样的"看"、"听"、"闻"、"说"、"走",以及"呼吸"等所有的生理活动,并不是如我们所想,随随便便就

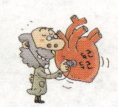 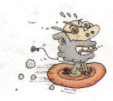 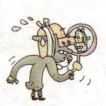 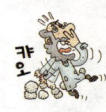 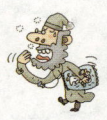

完成的。

我们的身体当中发生着无数的变化，假若真是那样，请试着问一问"为什么"吧。

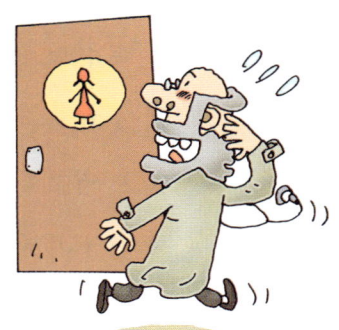

"我为什么非要睡觉呢？"

"我的屁股为什么会放屁呢？"

"我为什么长得和爸爸、妈妈这么像？"

疑问一旦提出，我们就会感到自己不知道的事情实在太多了。并且，只要对这些事情多一些关心，我们就会对自己神秘的身体多一些了解，也会对我们宝贵的身体多一点关心了。

希望我们大家都有一个好的身体，健康地生活。

 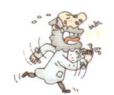 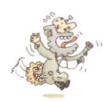 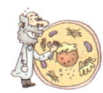

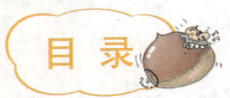

目录

- 4 — 前言
- 8 — 身体中有没用的部分吗？
- 12 — 心脏中发生着什么事情呢？
- 16 — 有没有蓝色的血液呢？
- 20 — 看人的眼睛，就可以了解这个人吗？
- 24 — 没有了耳朵会怎样？
- 28 — 鼻子不通，饭菜会不香吗？
- 32 — 身体最坚硬的地方在哪里？
- 36 — 为什么吃完饭后会"犯困"呢？
- 40 — 粪便是怎样形成的呢？
- 44 — 人为什么会放屁呢？
- 48 — 盲人是如何读书、认路的呢？
- 52 — 皮肤上为什么会有污垢呢？
- 56 — 手指甲和脚趾甲是怎么长出来的呢？
- 60 — 奶奶的头发为什么会变白？
- 64 — 身体居然是"战场"？
- 68 — 身体是如何动起来的呢？
- 72 — 笑真的那么简单吗？

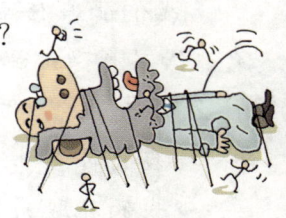

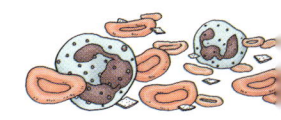

- 76 — 骨头真的比铁还硬吗？
- 80 — 人为什么会打喷嚏呢？
- 84 — 做运动时为什么会喘不上气？
- 88 — 肝大的话胆子就大吗？
- 92 — 身体检查为什么要验尿呢？
- 96 — 卷心菜模样的身体司令官是谁啊？

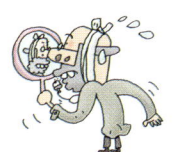

- 100 — 女孩子为什么没有"小鸡鸡"呢？
- 104 — 生命是如何诞生的呢？
- 108 — 身体是由什么构成的呢？
- 112 — 细胞当中真的有"疯子"吗？
- 116 — 为什么有人是"小不点儿"，有人却是"电线杆儿"呢？
- 120 — 为什么人非要睡觉呢？
- 124 — 身体生病为什么会发烧呢？
- 128 — 上了年纪的人为什么会变老？
- 132 — 有没有长生不老的办法呢？
- 136 — "基因组计划"是什么？
- 140 — 每天身体都在发生着哪些事情呢？

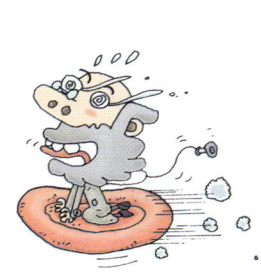

1. 身体中有没用的部分吗？

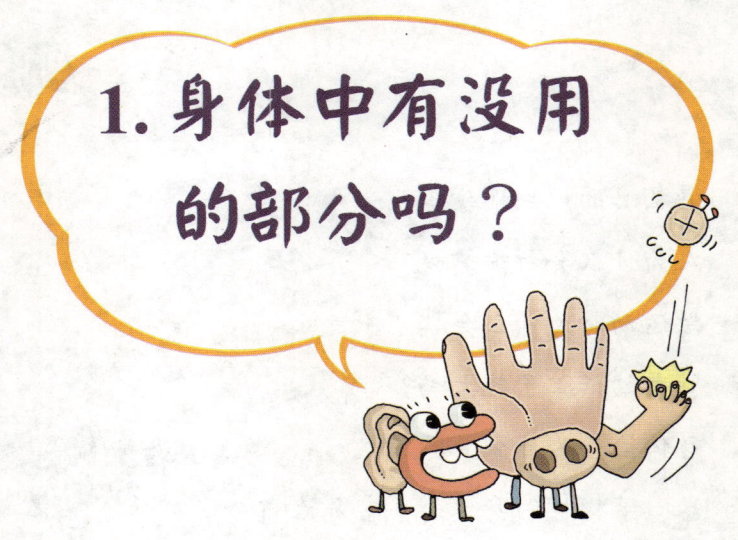

我们的身体当中有无数的器官。光是头部就有眼睛、鼻子、嘴巴、耳朵、头发、眉毛，还有一些微小的汗毛。嘴巴上有嘴唇，里面有牙齿和舌头。像这样，我们的身体是由不计其数的部分组成的。

那么，就让我们来看一下我们的身体都有哪些部分吧。制造一辆汽车大约需要1万3千个零件，那我们的身体又有多少个器官呢？人体有206块骨头和650块各式各样的肌肉。形成人体的细胞有500兆个。据说把一个人的血管全都连起来，可以绕地球三圈还剩十三万千米。血液当中也有至少 25 兆个白细胞和红细胞呢。

怎么样？我们的身体比起汽车来，可复杂多了吧？其中众多的附属组织，恐怕这辈子说也说不完。

真是这样的话，这么多的器官组织都是必需的吗？其中难道就没有没用的部分吗？

"爸爸脸上的胡子和腿上的汗毛好像没有什么用啊。"

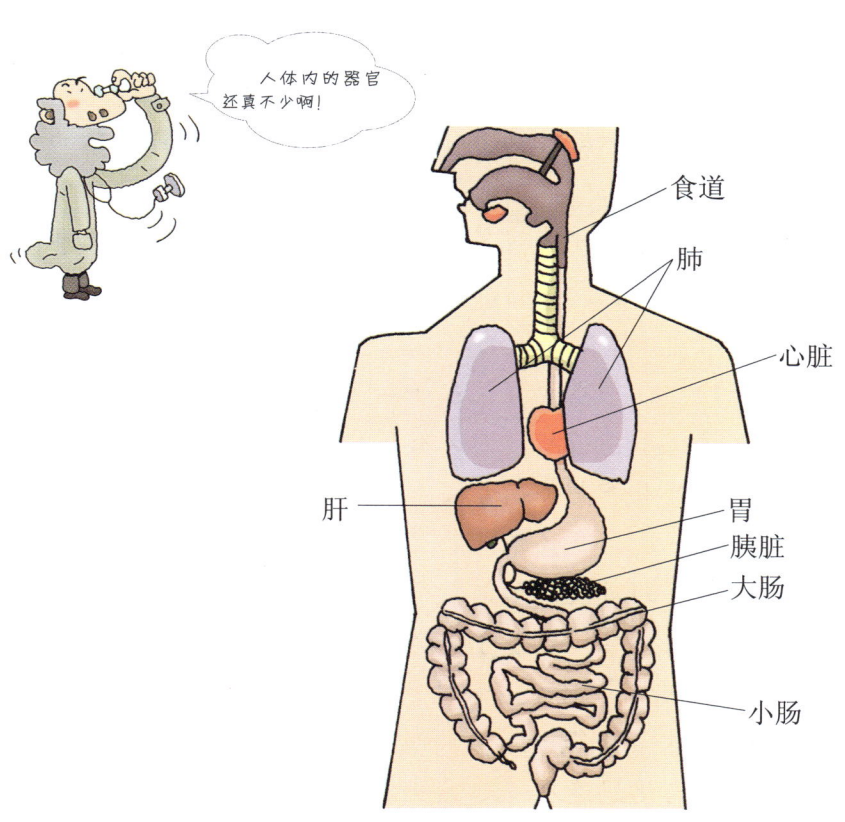

"讨厌的指甲总是需要剪，好像没有什么用。"

"肚皮当中的肚脐眼儿是怎么来的？好像没有什么用啊。"

"手指头可以用来抓东西，脚趾头长在那里能有什么用呢？"

真的是这样吗？

人体长出的胡须和体毛除了可以保护我们的身体，也是调节身体的温度必不可少的。一般来说男性体毛更多些，但女性也有体毛。关于汗毛和头发的问题，我们会在以后再仔细说明。体毛作为身体的一部分，有其不可低估的重要作用。

没有了指甲可不得了。我们的双手每天要做多少事情啊，随时都有受到损伤的危险，所以指甲当然就是用来保护手指不受伤害的了。

并且，在手指紧握住东西和用手向下用力按时，指甲还可以防止手指折断。因为有了指甲，我们才可以握住东西，才能够用手去挤或者按。

还有，没有肚脐眼儿怎么能行呢？请想一想，我们在母亲肚子里的时候是如何获得营养的呢？这可全是肚脐眼儿的功劳啊。在妈妈肚子里的时候，有一条从胎儿肚脐中长出的"绳子"（脐带）和母亲相连，妈妈肚子里的小宝宝就是通过这条"绳子"获得营养而长大的，宝宝出生后，不再需要与妈妈连在一起，所以"绳子"就被剪掉了，肚

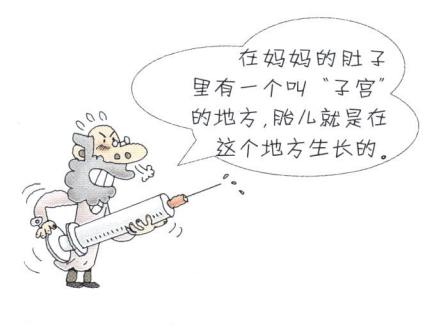
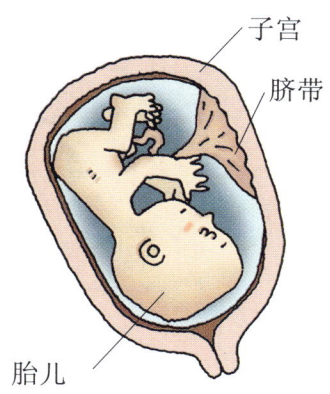

脐就是"绳子"剪掉后留下的痕迹。

既然是这样,我们身体中,到底哪里是没有用处的呢?

人体中没有用的部分是不存在的,哪怕是再细小的汗毛,它的存在也是有理由的。就连被我们看作是污浊不洁之物的鼻涕、口水也都在尽职尽责地工作着。"身上的东西全是宝,少了一样不得了"这句话可要记牢哦!

2. 心脏中发生着什么事情呢？

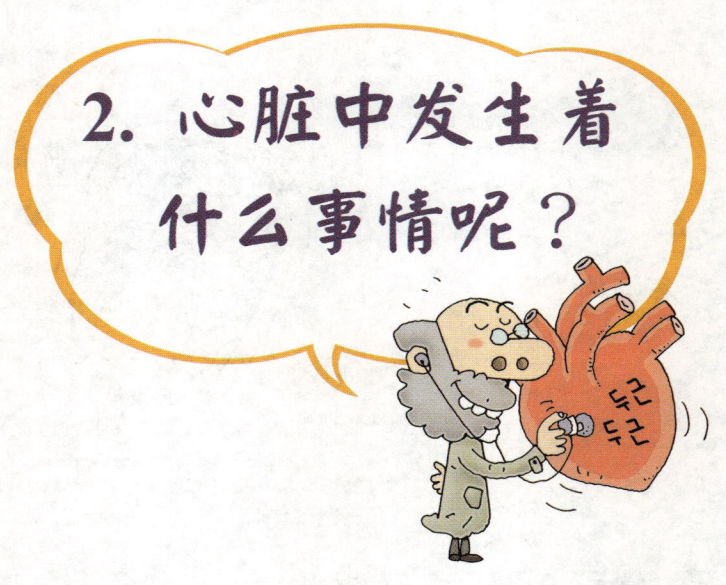

"扑通，扑通……"

把耳朵贴在小朋友的胸口听听看，当然会听到"扑通，扑通"的声音了，而且还可以感觉到对方的胸中的确有什么东西在动呢。

这就是心脏在跳动。跳动的声音不是很大，跳动的感觉也只有自己才能感觉到，但在这个地方却有生死攸关的大事在发生。

心脏的长度大约12厘米，重量不过250~300克，实在算不上大块头，大小和我们的拳头差不多吧。心脏全部的职能就是让血液在我们全身不停地流动。块头不算大，职能不算多，但心脏确是我们身体当中最重要的器官之一。

好，让我们来看一看心脏所做的工作到底是怎样一件了不起的事情吧。

心脏虽然只有拳头般大小，但它的力气可大得很。如果把心脏一天的工作量加在一起的话，一颗小小心脏的力气可以与把一辆小汽车拉到20米的高处的力量相当。不管力气有多大，可以把一辆小汽车举到20米高的人还是没有的吧。

就只有这些吗？如果把一颗心脏一生的工作量加在一起，据说就和把一个重30吨的物体运到世界最高的喜玛拉雅山上的工作量一样，了不起吧？

这么一说，心脏的力气有多大你该知道了吧？

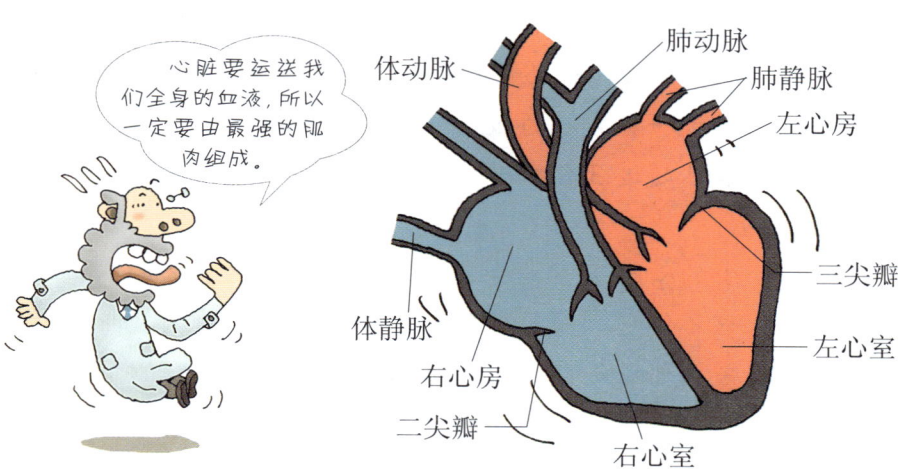

那么，心脏为什么会有这么大的力气呢？

那是因为要向全身均匀地输送血液啊。为了通过血管把血液送到全身，心脏扑通扑通地跳，就像水泵一样地工作。心脏就是用它跳动的力量把血液挤到全身的每一个角落的。因为心脏要向分布在人体里的每一条血管都不间断地、均匀地输送血液，所以它当然需要很大很大的力气啦。

还有呢？心脏不仅力气大，而且还很勤劳呢。

我们从出生到死亡，心脏从来未曾停下过。心脏平均每分钟跳动72下，人的一生当中，心脏竟然要跳动接近30亿次。心脏从来不休息，不耍滑头，万一心脏说它太累，拒绝工作的话，血液也就不会流动了。

血液如果不流动，我们的身体就无法得到氧气和营养，最终也难逃一死。所以，心脏即使疲惫也无法停下来，或许心脏原本就是这样的一个器官吧。

一昼夜经过心脏的血液总量超过1万公升，这相当于一颗心脏每10分钟的流量就可以装满一辆小汽车的油箱。还有，据说一颗心脏通过不停的跳动，一生当中输出的血液总量居然超过3亿公升，这可相当于几千个游泳池的蓄水量呢。

小小的心脏确实做着大事情吧！心脏做了这么多的事情从来也不休息，而且从来也不向我们要求什么，即使受到了伤害，也还是自己默默地承受。

但是，心脏也有疲惫的时候。当我们生气发火或者吸

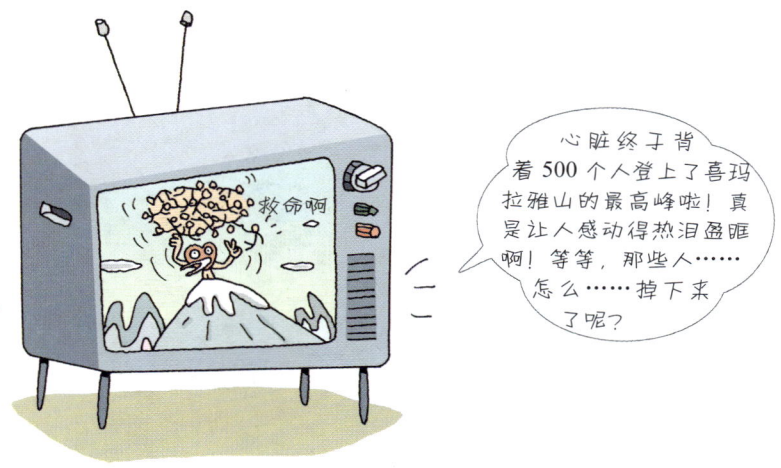

烟时,心脏就要比平时跳得更快。本来要做的事情就有很多的心脏,如果被逼还要跳得更快的话,它该有多辛苦呢?

还有,身体过分肥胖也会加重心脏的负担。所以不要经常生气、不要过度吸烟、不要过分肥胖就是心脏对我们的全部要求。

为了感谢勤劳的心脏为我们做出的一切,做这点事情应该不过分吧?

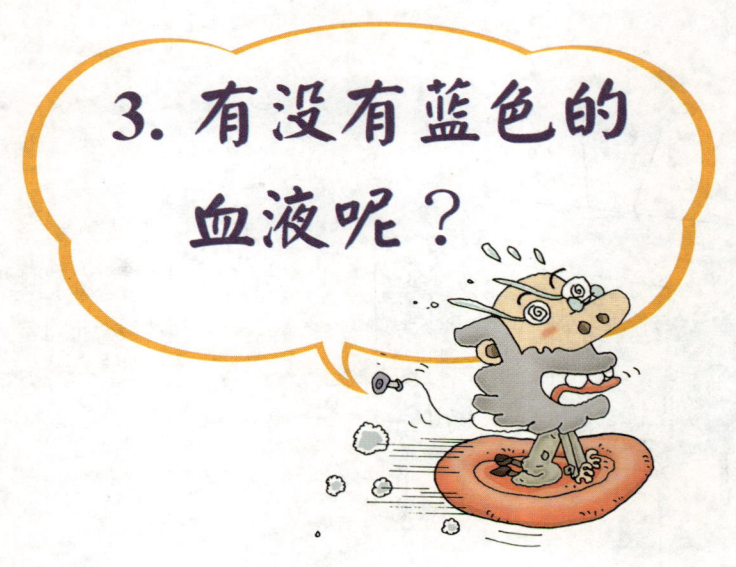

3. 有没有蓝色的血液呢？

"嗡……"夏天里横行的蚊子就是靠吸人血生活的。血液中到底有什么好东西，让蚊子那么喜欢呢？

的确有很多物质含在血液当中，有蛋白质、碳水化合物、钙等营养元素，它们都是与水混合在一起的。血液是由白细胞、红细胞和血小板组成的，小小的一滴血当中就含有白血球 7000 个，血小板 50 万个，红血球 500 万个。

一滴血中含有的这些小东西，是怎么数出来的呢？

事实上哪里能够数得过来呢？大概也是通过估算得出的数字。但不管怎么说，我们的体内的确有大量红血球、白血球和血小板存在的。有这么多好东西都在血液里，蚊子当然喜欢吃啦，它吸的血越多，从我们身体里抢走的营养就越多，利用这些营养，它就可以产更多的卵，生出更多的小蚊子来吧。

血液所做的工作就是把身体所需要的营养和氧气带到全身各处。如果血液不通畅，细胞无法得到营养和氧气就会死亡。所以血液一刻不停地在我们全身每个角落流淌。

让我们来看看下面的图。看见那个模样像炸面包圈的细胞了吗？它就是红血球。

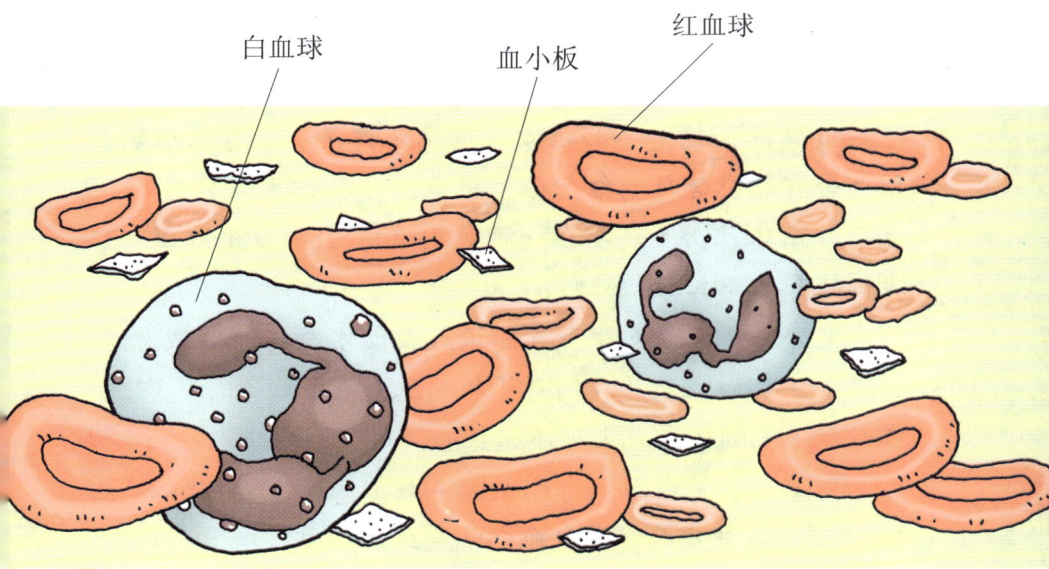

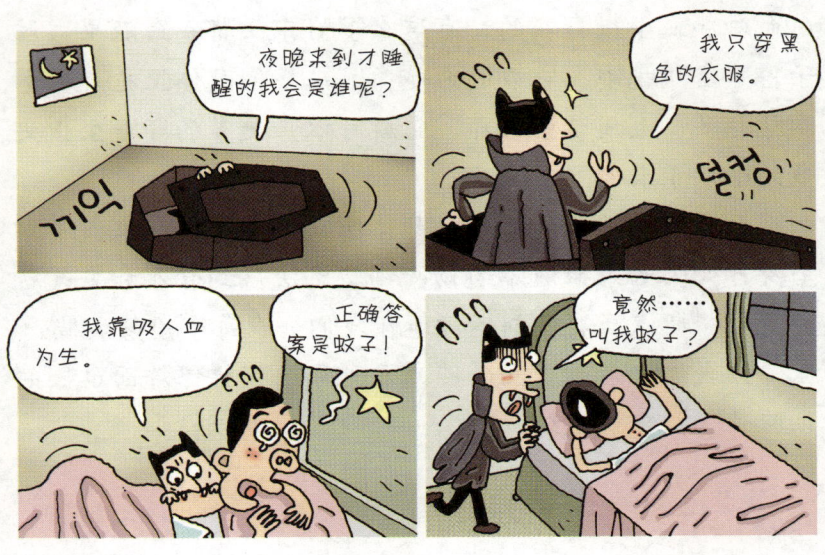

　　红血球的工作是携带氧气并把它们搬运到全身。我们的身体大约有 25 兆个红血球，每一秒钟就有 200 万个红血球被破坏掉。但是不必担心，虽然死掉了一部分红血球，但也会有相应数目的红血球生出来。一秒钟要破坏掉 200 万个红血球，而且还要在一秒钟制造出 200 万个红血球，我们的身体还真够忙的啊！

　　另外一边，白血球负责同进入我们体内的外界细菌进行战斗，白血球就是我们身体的军队。有了白血球，即使有细菌进入到体内也大可不必担心。

　　但是，有时白血球自己也会生病，大家或许该听说过"白血病"这种疾病吧？白血病就是白血球异常增多而产生的疾病。骨髓当中的白血球不断增多，逐渐占据了骨髓的空间，抑制了正常造血细胞（制造血液的细胞）的正常工作，这种疾病就叫做白血病。

　　当肌体有伤口出现时，血小板的任务就是使血液凝固，并使伤口结痂。血液中万一没有了血小板，即使只是一个小小的伤口，流血也会无法停止，不断涌出。血液对于人体来说是无比重要的，过多的失血是十分危险的。血小板的工作就是避免宝贵血液的流失，使伤口尽快结痂。

　　血液的功能这么重要，被蚊子抢去怎么可以呢？

　　我们平常所见到的血液大部分都是红色的吧？

　　不是那样的，据说如果把血液当中的红细胞、白细胞、血小板都除去之后，我们看到的血液将是黄色的。

　　血液之所以看起来是红色的，是因为其中含有红血球的缘故。红血球当中有一种搬运氧气所必需的物质叫血红蛋白，血红蛋白中含有铁元素，当铁元素与氧结合时就会变成红色。所以血液的颜色是红色是因为红血球中含有的铁元素。因此，血液原本的颜色不是红的，它不过是与氧气结合后才变红的。

4. 看人的眼睛，就可以了解这个人吗？

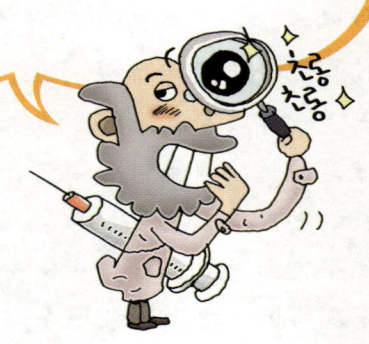

  从早上起床到晚上闭眼，我们看到的东西可真不少。即使不是特意去看什么，也还是可以见到不少东西。万一没有了双眼，我们的世界会变成什么样子呢？什么都看不到一定会有很多麻烦的。

  动画片看不了，小朋友和妈妈的脸也见不到，那该是多悲惨的一件事啊！并且如果看不到前方，该如何行走，如何读书呢？看来大家还真应该感激让我们看到世界的眼睛啊。

  但是，大家对眼睛的了解又有多少呢？

下面就是关于眼睛的一些说明,哪些是错误的呢?

眼睛是从脑中长出来的,眼睛是脑的一部分。

眼睛每隔2~10秒钟眨一次,将分泌的泪水均匀地释放出来。

眼睛当中有许多灰尘,所以要经常用水洗。

看一个人的眼睛就可以知道他的健康状态。

哪一个是错的呢?不太确定吧?

那就让我一个一个解释给你听好了。

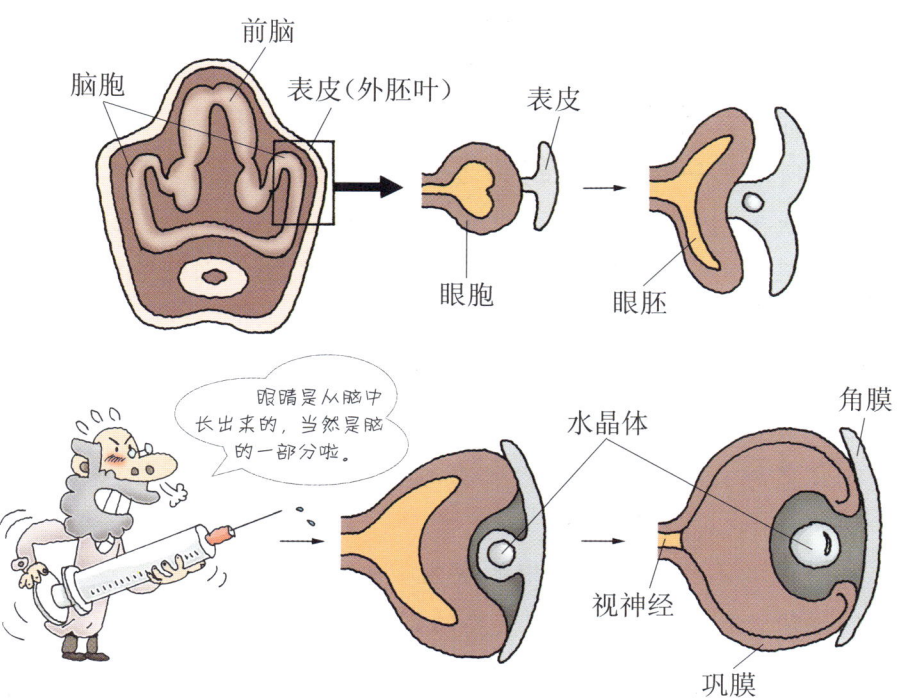

说眼睛是脑的一部分是正确的。请看前面插图当中眼睛形成的过程。即将发育成为眼睛的细胞——眼胞从脑胞中分化出来后,形成了眼球和晶体,角膜也逐渐发育成形了。虽然有点难,但记住眼睛是由脑细胞中分化发育出来这一点就可以了。

所以眼睛也可以叫做"能看见世界的脑"吧,脑虽然躲在头骨里,眼睛却可以伸出来看见外边的世界。

所以只要察看一个人的眼睛,就可以知道他的健康状况是怎么样的。在电影和电视剧当中我们也时常可以看到医生用一个类似小电筒的工具察看病人的眼睛的情景,医生为什么察看患者的眼睛呢?眼球没有异常的话就可以知道脑部没有受到损伤,眼球是大脑的一部分嘛。

所以第一和第四个说明选项是正确的。

让我们来看看第二个说明选项。正常情况下,人每2~10秒眨眼一次。为什么要眨眼呢?就是为了把由泪腺分泌出来的泪水均匀地涂在眼球表面,人才会这样频繁地眨眼的。泪水并不是只有在哭泣的时候才流出来的,一般情况下我们眼中也存在少量的泪水,有了泪水的润滑,眼球的转动才会更加自如。万一眼泪没了,眼睛就会干枯,眼球的转动也会很吃力的。

泪水还可以洗去眼中的灰尘,并杀死进入到眼睛当中的细菌。正是为了把这么重要的泪水均匀地涂在眼球表面,眼睛才总是会不停眨呀眨的。

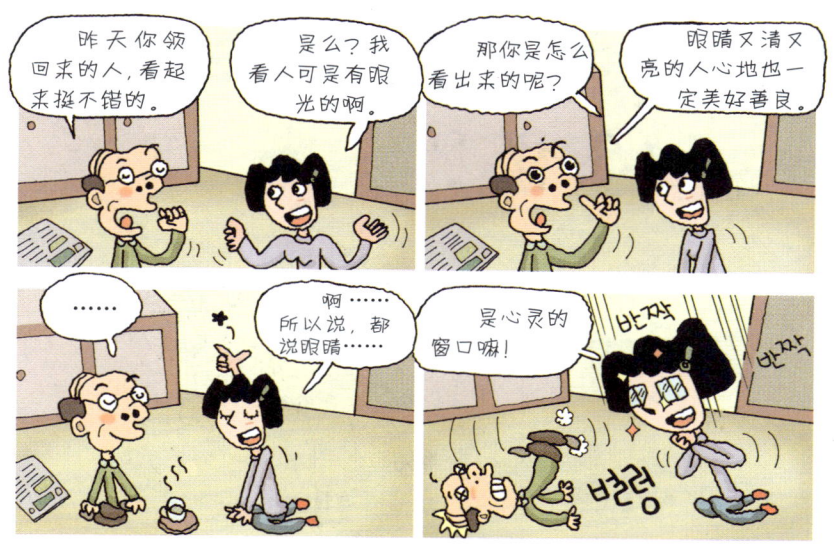

现在大家就会看出来，关于眼睛的错误说明选项是第三个。眼睛是由泪水来保持清洁的，我们大可不必用水来洗，弄不好还会诱发眼病或损伤眼球，眼睛一定要小心保养，随便触摸或揉搓都是不可以的哦！

5. 没有了耳朵会怎样？

没有了耳朵，会发生什么事情呢？

"听不到一点声音。"

当然听不到。听不到妈妈的唠叨，也听不到老师的责备，这么说没了耳朵倒是件好事喽？

不是的，与讨厌听到的声音相比，那些美好的声音更多吧。要是听不到美妙的歌声，小朋友的说话声，那该多让人沮丧啊。

没有了耳朵，到底会发生什么事情呢？

"没有了耳朵，整个人看起来怪怪的。"

想象一下没有了耳朵的面孔吧。

但是,没了耳朵还会发生比这些更加严重的问题。耳朵虽然是听取声音的重要器官,但也有其他重要的功能。那到底是什么呢?秘密就在耳朵当中。

耳朵当中有三个器官,如同蜗牛形状的耳蜗,三个圆环直角相连模样的半规管,还有前庭。

耳蜗的模样真的很像蜗牛吧?虽然只是一个小小的直径不到一厘米的器官,可是,如果没有了耳蜗,耳朵就会无法区分声音,声音在通过耳蜗之前不过是空气中的振动

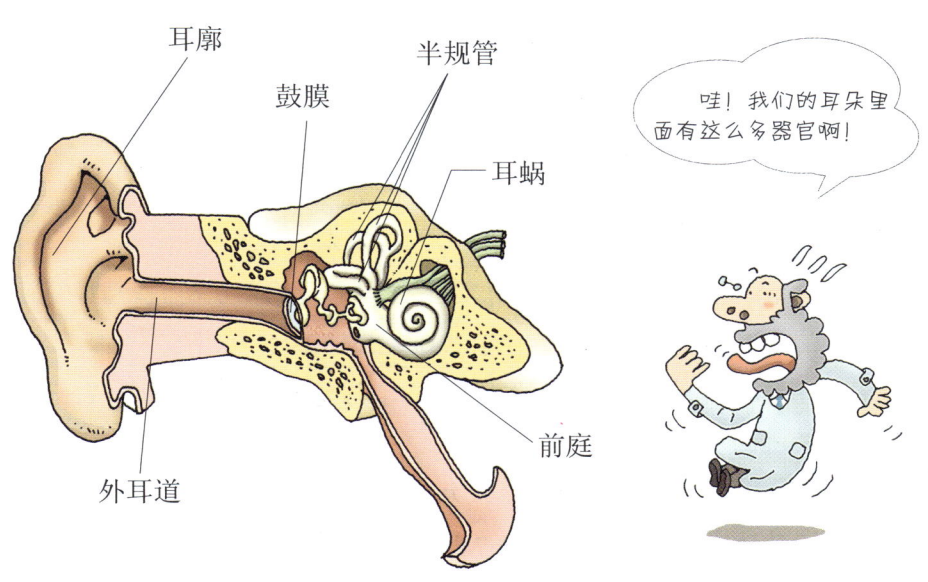

而已，振动经过耳蜗，就会被专门负责听声音的听觉细胞转化成神经信号，传入大脑。之后，我们才能对听到的声音进行辨别，听出到底是什么发出的声音。听声音也是要经过多个阶段的过程。

那半规管和前庭是如何工作的呢？

就是因为有了前庭和半规管的存在，我们才可以在很滑的冰面上行走而不会滑倒。在光滑的路面行走，将要摔倒的瞬间，重新找到了平衡站稳的过程就是前庭在发挥作用。偶尔会看到坐地铁时打瞌睡却不会向前倾倒的人吧，即使我们不去控制，前庭也会发挥控制我们身体平衡的作用的。

半规管是由三个像圆环的组织各自呈90度角连接而成的，半规管中有叫做淋巴液的液体。所以当人向某一个方向移动的话，半规管中的淋巴液也会一起移动。一直沿一个方向旋转忽然停下来时，也会有失去重心、险些跌倒的感觉，这就是因为虽然突然停止了转动的身体，而半规管中转动的淋巴液却没有停止，仍在转动的缘故。

半规管和前庭是与脑相连的器官，所以当我们转动身体或者移动身体的时候，可以通过脑来保持平衡。

常常有眩晕的感觉会使人很容易想到贫血症，其实一半以上的这种情况是与耳中半规管或前庭出现了问题有关。可见，耳朵可不仅仅是用来听声音的器官，而且也是控制我们身体旋转感和平衡感的重要器官。

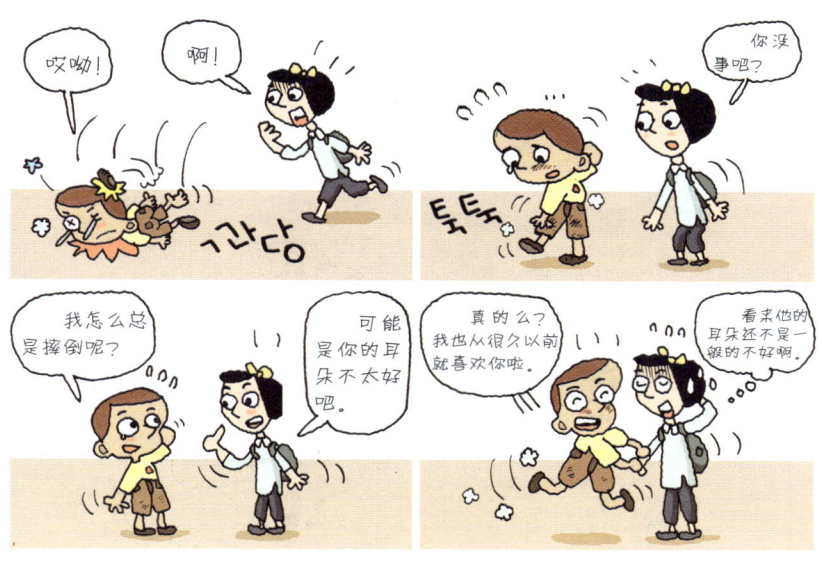

我们的身体要是没了耳朵,不光是听不到声音,就连挺直端正地站立都会很困难,要是想跑、骑自行车就更会是难上加难吧?因为避免跌倒、保持平衡的器官就在耳朵里啊。

6. 鼻子不通，饭菜会不香吗？

如同这个世界上没有长相一模一样的人，每个人的鼻子也长得各不相同。有矮矮的"趴鼻梁"，有鼻头弯弯尖尖的"鹰钩鼻"，有的鼻子总是红红的像颗草莓，有的则有点像猪鼻子，还有的鼻孔朝天，被人叫做"朝天鼻"，看来鼻子的种类可不少啊。

如果改变了位于五官正中鼻子的样子，整张面孔也会跟着看起来不同。但不管鼻子长得如何，它可不光是用来看的。鼻子的主要功能就是辨别气味和协助呼吸。

下面就让我们来看一看，鼻子是如何辨别气味的吧！

鼻子当中有大约5亿根可以感觉气味的"短毛",一说到鼻子里的毛,大家可能都会很容易想到鼻毛,但鼻毛只是防止外界灰尘进入鼻腔,并不负责辨别气味,所以它不是我们所说的"短毛"。我们所说的"短毛",是在鼻子当中大量存在、而用我们的眼睛看不到的"嗅觉纤毛"。

空气中飘浮着十分细小的颗粒,这些颗粒当中有一部分是带有气味的,我们之所以可以闻到气味,就是因为呼吸的时候把这些带有气味的小颗粒也一起吸进了鼻子。这些带有气味的小颗粒进入鼻子后,落在鼻子

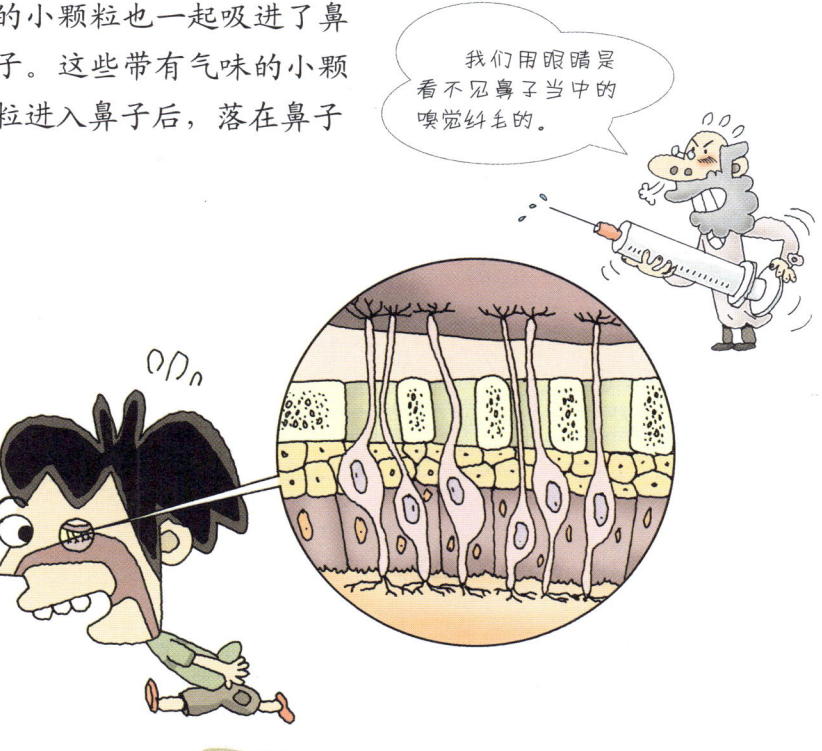

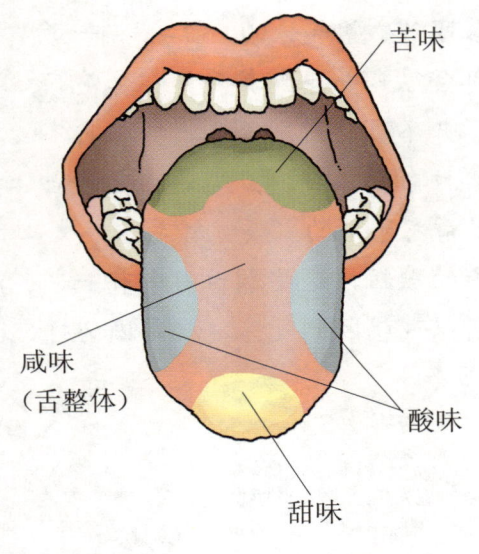

里的嗅觉纤毛上，嗅觉纤毛就把关于这些气味的信息收集起来，传送给大脑，然后经过我们大脑的分析，就可以辨别出我们闻到的到底是什么气味了。说出来会让人大吃一惊，我们鼻子感觉味道的灵敏度和嘴相比要高出上万倍呢。

我们在吃过饭菜后，会觉得好像是由嘴巴尝出了食物的味道，实际上和嘴相比，我们更加灵敏的鼻子，通过识别食物的气味，早就知道了饭菜的味道了。

"鼻子也可以知道饭菜的味道？"

虽然让人有些不可思议，但事实就是这样的。我们在品尝美食的同时，不仅要用到嘴巴，鼻子也是同样不能少的哦。

口中可以感受到的味道只有咸、甜、酸、苦而已，所以舌头也只能尝到这四种味道。

舌头虽然只能辨别出这四种味道，但我们在进食的过程中，香喷喷、清凉凉，还有鲜鱼的腥味等许多味道也是

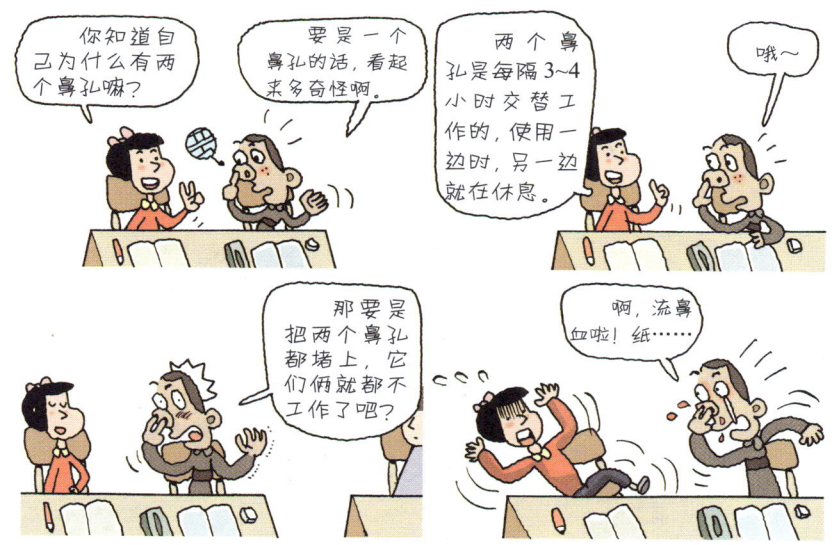

可以感受到的。其实这些味道并不是通过我们的舌头感受到的，把它们辨别出来的是我们的鼻子。

也就是说，食物的味道是由嘴巴和鼻子共同感受到的。油炸食品既不甜也不咸，既不苦也不酸，但我们之所以吃得那么香，就是因为我们用鼻子在"品尝"油炸食品香味的缘故。万一要是鼻子出了毛病，那我们在吃油炸食品时，口中就会如同是在嚼着一张没有味道的白纸。怪不得在我们得了感冒或者生病鼻子不通的时候，会觉得饭菜忽然变得不香了呢。

7. 身体最坚硬的地方在哪里？

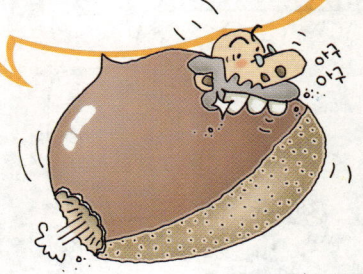

总是对别人又冲又撞的小铁，总说他的头是最硬的；打架大王明吉却说他的拳头是最强的，但在我们的身体当中，最硬的地方却是在嘴巴里的。

来，就让我们把嘴张大好好看看吧，啊……

看到里面有什么？有舌头，还有里面喉咙上面的小舌，再仔细看看，还可以看到喉咙。嘴巴里的那么多颗牙齿，你看到了吗？它们就是我们整个身体当中最坚硬的部分。

想想如果牙齿不够坚硬的话，又怎么能够咬得动浑身硬壳的栗子和韧性十足的墨斗鱼呢？

如果把我们一生当中用牙齿吃的食物都加起来的话，可以装满超过五辆载重量为 10 吨的大卡车。要吃这么多东西，牙齿不坚固怎么能行呢？即使是再坚固的搅拌机，要想把这么多的食物都搅拌处理好也是很困难的，我们牙齿有多结实牢固，大家该知道了吧？

一共有多少颗牙齿呢？让我们再把嘴张开数一数吧。

先来仔细看看牙齿的样子吧。每一颗的长相都好像有点不同。用反光镜察看口腔，切牙（俗称门牙）有四颗，切牙两侧像锥子一样尖的是两颗尖牙，尖牙后面的是磨牙。

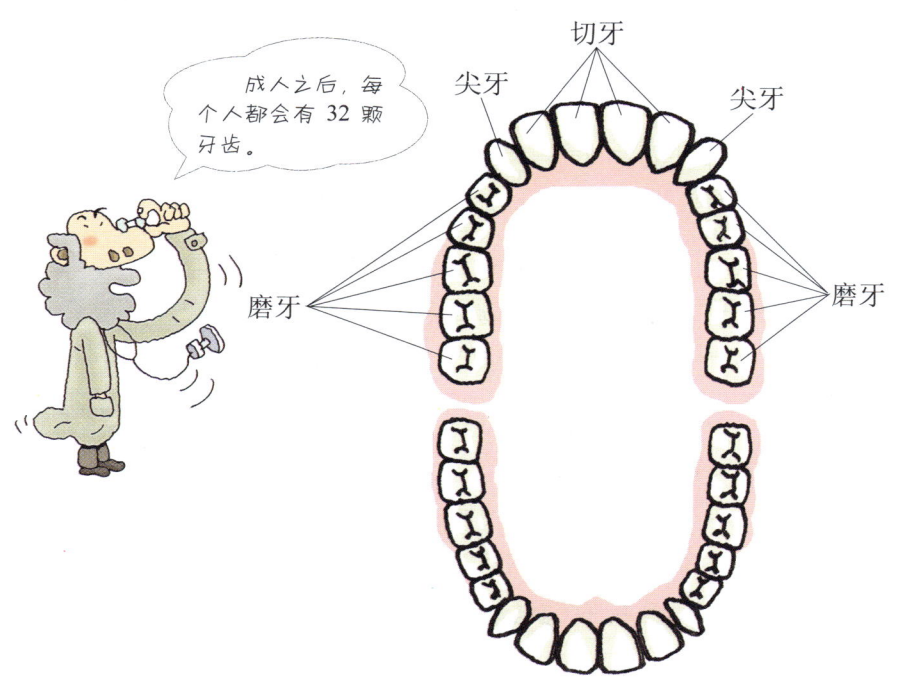

成人之后，每个人都会有 32 颗牙齿。

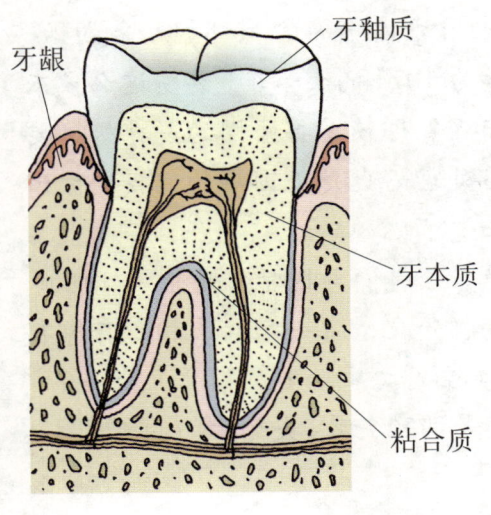

小的时候，我们有二十颗牙（乳齿），但长大后小时候的牙就全掉光了，又长出来了32颗新的牙齿，新长出来的这32颗牙就是我们要使用一生的恒齿了。我们的身体如果生了疾病，大部分是可以治愈或重生的，但是恒齿却是今生今世无法再生，一旦损伤无法复原的，正是因为如此，彻底清洁牙齿是非常重要的。

牙齿的内部就是如同上面插图一样的。

挺复杂吧？牙齿的最上层就是又白又坚硬的外壳——"牙釉质"，在其下被覆盖的就是"牙本质"，让人惊奇的是，在"牙本质"中也有血管和神经，然后就是为了避免牙齿脱落，把它们牢牢地固定在上下颌骨上的"粘合质"了。正是因为有了这么坚固的牙齿，我们才可以一辈子尝尽各种美味啊。

那"虫牙"又是怎么一回事呢？

也许大家还不知道，我们的口腔当中生活着许多细菌，这些细菌就利用我们吃过食物的残渣把我们健康的牙齿变

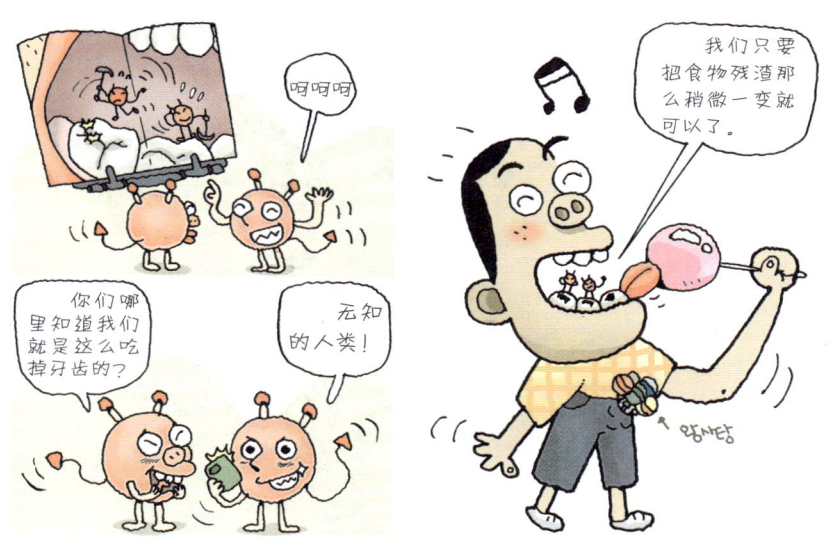

成龋齿（俗称虫牙）的。

每当我们进食的时候，就会有食物的残渣留在牙齿的缝隙当中，口腔中的细菌就把这些食物残渣进行分解，分解之后的产物就是乳酸，这种乳酸会把我们牙齿最外面那层牙釉质腐蚀溶解掉，被腐蚀后的牙釉质上会形成牙洞，会使位于牙釉质之下的血管和神经暴露出来，引发神经刺激和疼痛。

因此，吃过食物后要赶快刷牙，牙齿刷干净了，食物残渣不见了，虫牙也就不会有了，当然也就不用去可怕的医院牙科看牙医了。

再次张开你的嘴，仔细看看这些牙齿吧，看看你是不是真的没有虫牙呢？

8.为什么吃完饭后会"犯困"呢？

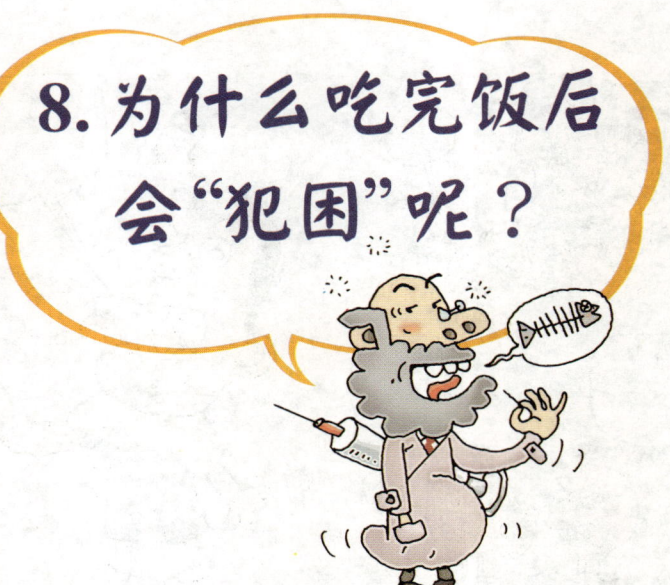

有句话叫做"人常笑，福常到"，虽然不知道经常笑是否真的能给人带来福气，但经常笑却真的会对胃的健康有很大的好处。如果把有一个健康的胃看作是福气的话，那么"人常笑，福常到"这句话说得是一点没有错的。

胃是一个敏感的地方，随着人的情绪和心情变化很大。心情好，情绪佳，胃口就好，消化也顺畅；心情忧郁，火气旺盛，胃也就跟着紧张，消化也不通畅。所以经常做劳心费神的工作，容易患胃病。

为了胃脏的健康，大家还是从小就养成心平气和的心态,尽量少发脾气,减少烦躁为好。与烦躁易怒相比,还是高高兴兴地生活对我们的身体健康更有好处。所以很早就有"一笑治百病"的说法,经常高兴地微笑着面对生活也可以算作是健康生活的要诀之一了。

那就让我们来看一下,胃是如何工作的吧!

按照吃下的先后顺序,胃把我们吃过的食物集中起来,所以也有人把胃叫做"饭袋"。我们吃过饭后肚子会鼓起来,就是因为胃里面已经塞满了食物。但胃却不是堆放食物的地方,而是消化的器官。我们所吃的食物一般要在胃中停留3~4个小时。

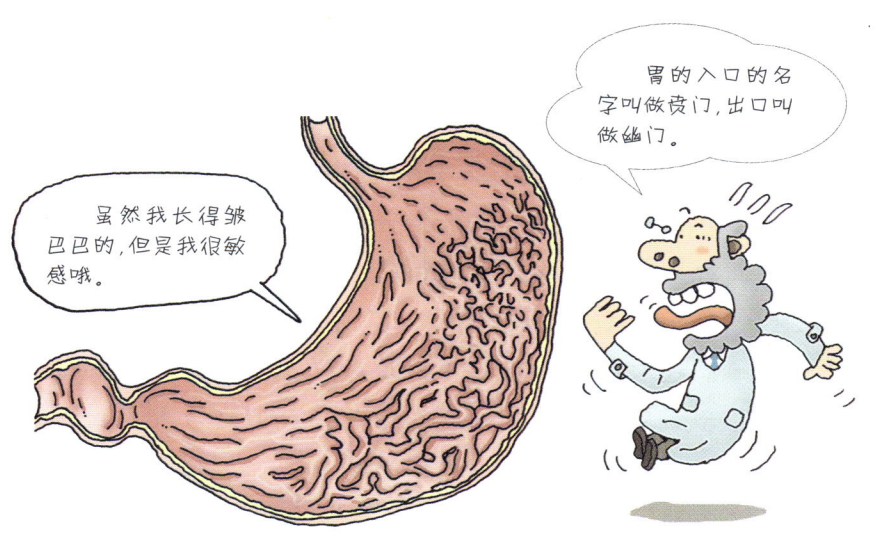

在这三四个小时当中,胃每隔20秒就蠕动一次,把食物和胃液搅拌在一起,使食物被充分消化。

把食物和胃液一起搅拌,那胃液又是什么呢?

胃液是由很多种物质混合而成的,首先胃液中含有可以消化蛋白质的胃蛋白酶。胃蛋白酶的作用就是把我们所吃食物中含有的蛋白质,分解成为块头较小的一个个小块,简单地说,就是把很大的蛋白质劈开弄碎,便于我们身体的吸收。

胃液中还含有盐酸,或许有人不知道盐酸是什么,说起盐酸,那可是种很厉害危险的东西,甚至可以腐蚀灼伤皮肤。盐酸在胃中主要是为了杀死我们所吃食物中的细菌的。

说到这里,估计有人就会开始替胃担心了,"那么厉害的盐酸在胃里,胃哪能受得了啊?"

请不必担心,胃中有一种可以保护胃不受盐酸和胃蛋白酶损伤的物质,叫做胃黏液。胃黏液紧紧覆盖在胃的内壁上,使胃酸和胃蛋白酶所消化的食物都无法和胃壁直接接触,这样就阻止了胃酸及胃中消化液对胃的腐蚀。

上面提到的胃液在一般情况是没有的,只有在有食物进入到胃中之后,胃才开始分泌胃液。随着食物的进入,胃开始忙起来,因为它要不停地分泌出盐酸、胃蛋白酶和黏液混合成胃液促进食物赶快消化,并且还要把已经消化过的食物一点一点慢慢地送到小肠里去。

这么繁忙工作的胃,当然需要很多的氧气和营养成分,

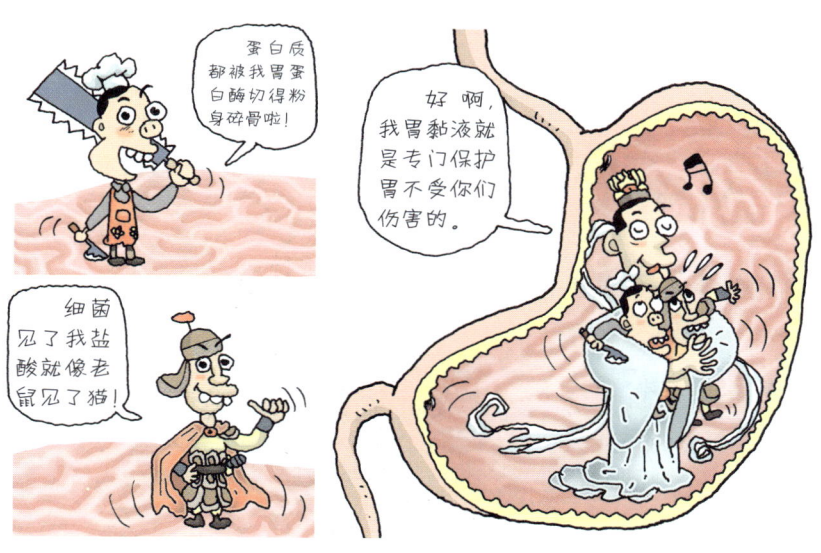

所以我们身体当中，负责供给氧气和营养的血管在胃部聚集了很多。如果大量的血液都集中在胃部的话，大脑和其他部位的供血就一定会减少的。

吃过饭后，容易"犯困"的原因就在这里了，大脑和其他部位的血液不足，导致氧气和营养无法充分供应，所以我们的身体才会感到乏力、犯困的啊。

9. 粪便是怎样形成的呢?

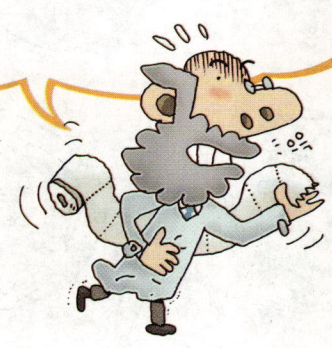

"噗叽叽!"

"噗叽叽叽叽!"

什么声音?好像是在厕所经常可以听到的啊。

韩国诗人金芝河(音译)曾经写过一篇名为《屎海》的文章,其中出现了各式各样的屎,下面就让我们一起看看里面都有哪些屎出现吧。

"红屎,青屎,黑屎,白屎,

甜屎,苦屎,酸屎,涩屎,咸屎,淡屎,

成形的屎,不成形的屎,半成形的屎,太干稠的屎,

太湿稀的屎，水屎，酒屎，软屎，稀屎，腐屎，

臭屎，泻肚屎，便秘屎，血屎，像屎但不是屎的屎，不像屎但分明是屎的屎，

带蛆的屎，混合着蛔虫、绦虫、十二指肠虫的屎，一截一截的屎，

连成一线的屎，弯弯曲曲盘起来的屎，松松垮垮摊成一片的屎。"

屎的种类还真不少吧。

吃的食物经过消化变成粪便，这人人都知道，那粪便到底是如何形成的呢？

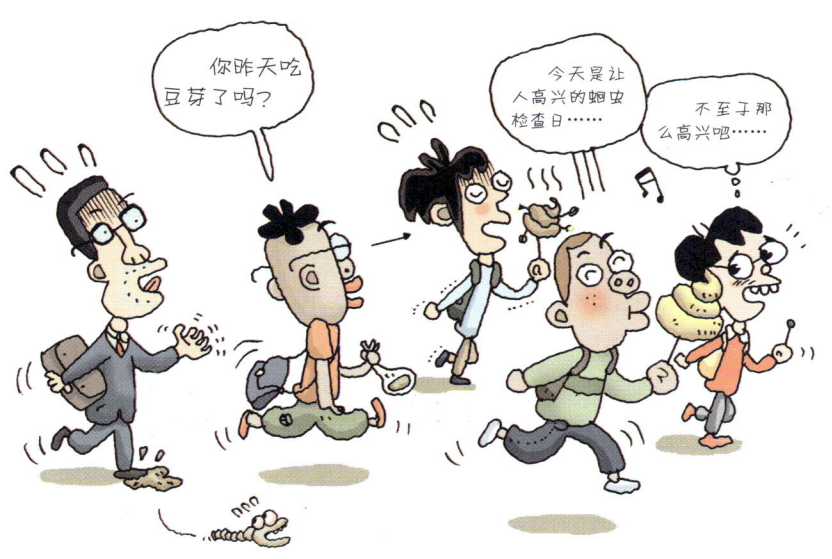

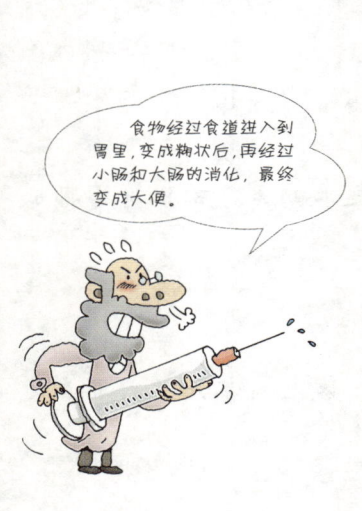
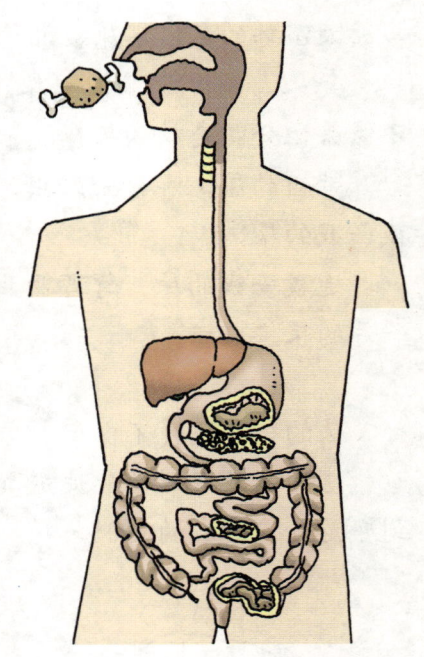

粪便的形成可不是那么简单随便的事，首先人体内的各个消化器官要努力地完成自己的工作，经过这样多个过程之后，粪便才可以被制造出来。

下面就让我们来看一下，食物从由口进入到变成粪便，其间经过的消化器官，以及各消化器官所做的工作吧。

首先，食物由口进入，经过牙齿的咀嚼粉碎，并在唾液的作用下进行简单的消化，之后搅拌着唾液的食物团由食道向下，缓慢滑到胃中，食物进入后，胃开始分泌各种消化液与食物混合，直到食物最后形成糊状，一般情况下，食物在胃中停留3~4个小时，其间经过胃的进一步消化，把食物粉碎得更加细小，并把这些食物一点一点地送入小肠。

食物进入小肠，小肠将分泌多种消化液，有可以分解蛋白质的肽酶，有可以消化脂肪的脂肪酶，有可以分解糖分的麦芽糖酶等多种消化液。

但是这些消化液并不全都来自于小肠，肝脏和胰脏也分泌大量的消化液帮助小肠把食物进一步进行分解，然后由大约500万个小肠绒毛对分解出的营养进行吸收。

消化液的分泌和小肠绒毛对营养的吸收是在长约七米的小肠中，伴随着小肠蠕动，缓慢进行的，因此食物中的营养大部分都是在小肠中被吸收的，经过了小肠的食物基本只剩下了残渣。

虽然仅剩下残渣，但"食物"还是接着被送入大肠进行进一步的消化，大肠对食物残渣当中的水分进行重新吸收，即使是没用的食物废渣，但其中的水还是可以被重新利用的。万一大肠不把消化残渣中的水吸收干净的话，恐怕我们每次上厕所都要拉肚子了，同时因为体内的水分不足，我们不得不另外补充更多的水分。

营养和水分都被吸收干净了的食物就这样变成了真正的大便，逐渐沉积在大肠末端，等到了一定的时候，便会被排出体外。从食物进入口腔开始，到经过消化被制成粪便，由肛门排出体外大概需要24个小时，即大约需要花一天的时间。

10. 人为什么会放屁呢?

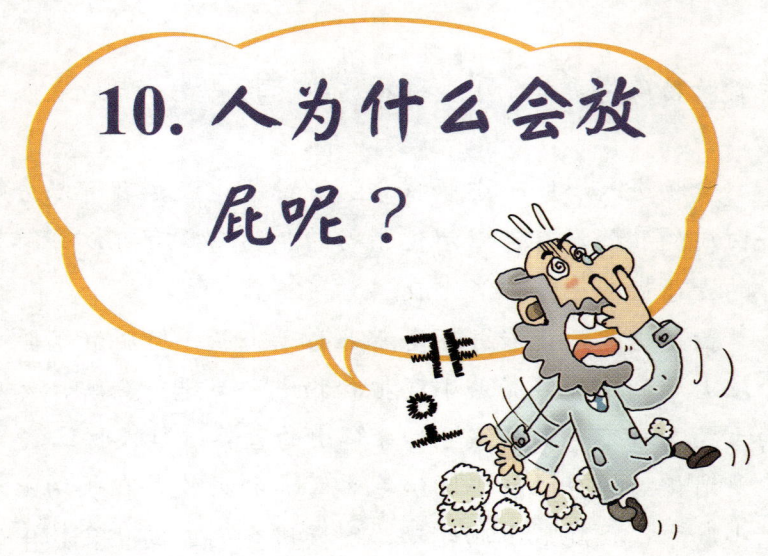

　　古老的故事当中总会出现一些爱放屁的人物形象。看过"放屁的儿媳"、"放屁比赛"等和屁有关的幽默故事之后,大家都会有这样的感觉:或许古代的人们认为屁是一种有趣的东西吧。

　　到底人为什么要放屁呢?

　　人之所以会放屁,一个原因是因为食物在消化过程中会产生气体,另一个就是我们在进食的时候,也会把空气吞入体内。我们在吃饭时,并不只是在吃食物,而且不知不觉地也把空气一起吃到了肚子里。空气一旦进入了人体,身体当然就要找一个方法把它们排出去才可以。

方法有两个，要么空气从进来时的嘴巴出去，要么就经过所有的消化道从肛门排出。肚子里的空气如果从嘴里排出来，就被我们叫做"嗝"；如果从肛门排出来，就被我们叫做"屁"。这下我们就知道了，原来"嗝"和"屁"都是肚子里的空气啊。

还有，肚子饿时大家都听到过肚子里发出"咕噜噜"的叫声吧？

肚子之所以会发出声音，也是因为肚子里有空气，我们所有的消化器官都在不停地做着膨胀收缩的运动，食物就是在这样膨胀收缩的作用下，向下一个消化道移动的，

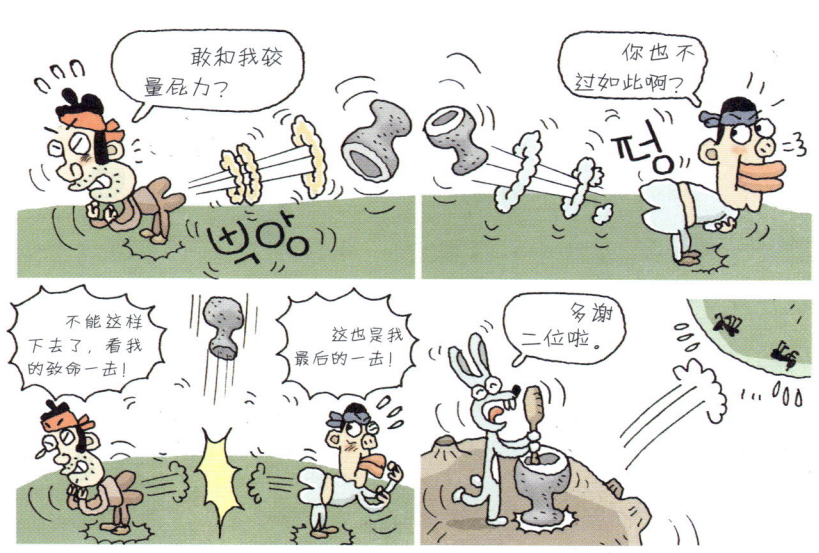

这个移动的过程把肚子里食物之间的空气从消化道的一边推向了另一边，于是就产生了"咕噜噜"的声音。这就如同把一个空瓶子放到一个水桶里，当桶里的水流进瓶子当中时，会把其中的空气挤到瓶外同时发出响声，肚子咕噜噜地响也是同样的道理。

肚子不仅仅会在饥饿的时候才会发出"咕噜噜"的声音，实际上它经常会叫，只是一般的情况下肚子里有很多食物，所以声音很小，而饥饿时肚子里没有食物，所以响声较大。这其实和空铁罐比实铁罐敲起来声音更响是同样的道理，所以肚子饿的时候，响声更大些。

屁的味道为什么那么难闻呢？

那是因为屁在被释放出人体之前，是被集中在大肠中的，我们所吃的食物在经过了胃和小肠的时候同时被消化，营养成分被全部吸收后进入大肠，在大肠中水被重新吸收，原来浓稠糊状的食物残渣就逐渐变硬，最后形成粪便。简单点说，大肠的工作就是制造粪便。

所以在大肠中聚集的空气一定要穿过粪便才能被释放出来，因此屁也就带有气味了。屁当中混合了蛋白质分解后产生的"氨"、"硫化氢"、"吲哚"等名字奇怪的气体，屁的味道很难闻或许也和这些混入的气体有关。有意思的是，屁的味道总是在改变的。据说和只吃泡菜白饭的情况相比，吃肉太多会让屁的气味更加难闻，蛋白质分解后残留的气体就是罪魁祸首。

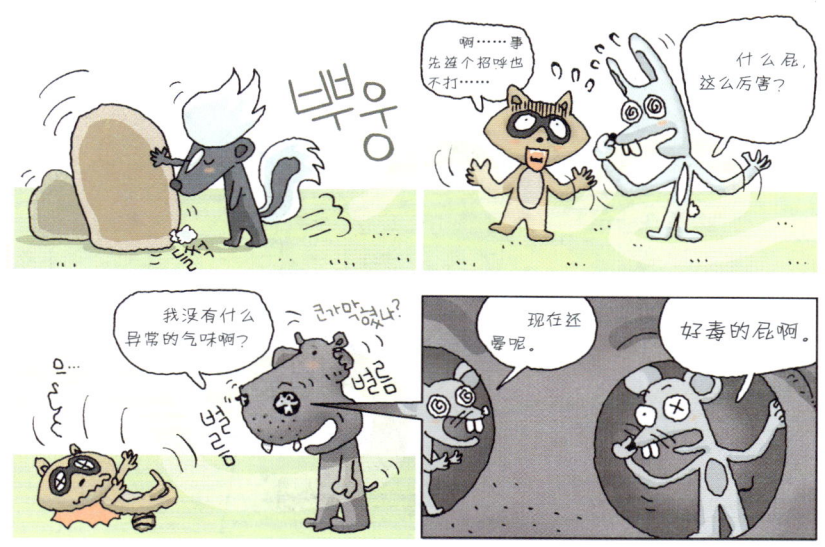

　　人人都会放屁，即使再斯文的女孩也会有放屁的时候，据说不管是谁每天都要排出与两个可乐瓶大小等量的屁呢。

　　真是那样的话，人会有哪一天不需要放屁呢？

　　除了在厕所大便的时候，在其他的时间人也会放屁，只是自己没有感觉到或者没有声音罢了。

11. 盲人是如何读书、认路的呢？

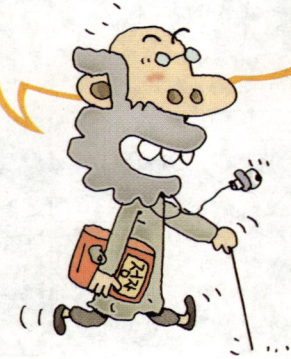

这次我们一起来仔细瞧瞧包在身体上的皮肤吧。

皮肤也在做着许多工作，皮肤是阻止细菌、病毒等病原体进入到我们身体里的盾牌，皮肤上的汗腺把身体里老化的废物通过汗液排出体外，并且在身体感到热的时候，汗腺可以通过分泌汗液调节保持我们身体的温度。

除了这些，皮肤做的事情还多着呢，其中一项特别重要的功能就是感受感觉。手碰到热的东西会感觉到烫，被别的小朋友掐到会感觉到疼，之所以会这样，可都是皮肤为我们感觉到的啊。

皮肤能够感受到"痛、热、冷",就是因为皮肤当中分布着众多的"小点儿",这些小点儿可不同于我们身上经常见到的斑点,这种可以感觉的小点儿就叫做"感受器"。

感受器之中可以感受疼痛的叫做"痛觉感受器"(简称痛点),感受热的感受器叫做"热感受器"(简称热点),还有感受冷的感受器叫做"冷感受器"(简称冷点)。

没有痛点的皮肤,即使用针扎,也不会感觉到痛,或许去医院接受过针灸治疗的人会有印象,那么长的针扎到皮肤上,也不觉得疼。原因或许就是针扎到的穴位上,没有可以感受疼痛的"痛点"吧。除了以上提到的这些小点

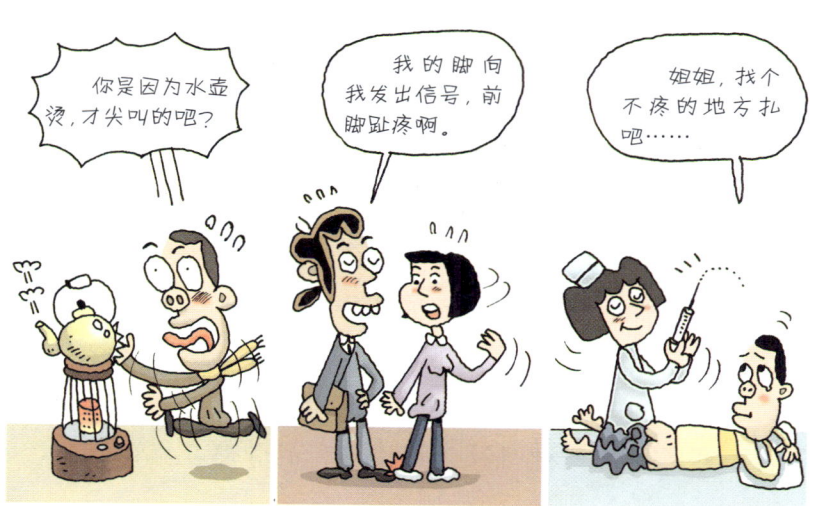

儿之外，还有一种可以感受外部压力的感受器叫做"压力感受器（简称压点）"，这些"痛点"、"冷点"、"热点"、"压点"，统称感受器。

皮肤当中还有一种感受器叫做"触觉感受器（简称触点）"，感受接触到的物体是柔软还是坚硬，就是由这些"触点"完成的。正是因为有了它们，我们即使闭上眼睛用双手触摸，也可以大概辨别出触摸对象是什么。这种"触点"在手指尖端分布最多，或许是因为我们不管想触摸什么东西，手总是使用起来最方便的原因吧。

但更让人称奇的是，视觉有障碍的人和一般人相比，手指尖端分布的"触点"更多。因为盲人的"触点"比普通人多，所以用拐杖敲打地面就可以清楚地感知到前方路上的障碍，这也就是盲人走路时用拐杖探路的原因。

而且，即使视觉有障碍的盲人仍然可以阅读，盲人们"看"的书叫做"点字书"，因为书上的文字都是由一个一个凸出或凹陷的小点组成的，用手边触摸，边移动就可以阅读有这些小点组成的文章了。更加神奇的是，因为某些不幸的事故而失明的人，手指上的"触点"会慢慢增多，使他们逐渐也可以仅仅依靠手的触摸来辨别事物了。

除此以外，皮肤还有一项重要的功能。我们的皮肤可以在接受阳光照射的情况下，在我们体内合成维生素 D，维生素 D 是供给骨骼营养的重要营养素，小朋友们要是少了它，可是要得一种叫做"佝偻病"的骨骼疾病的哦。

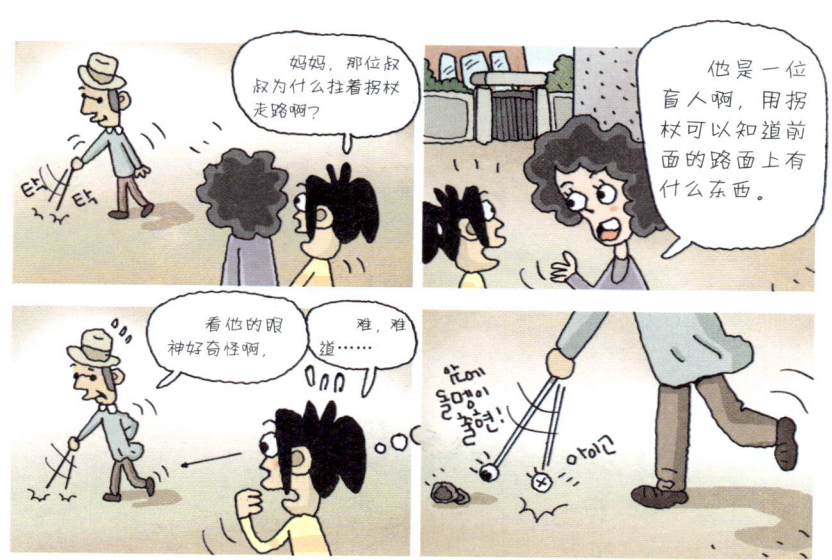

所以，小朋友们不要整天在家里玩电脑游戏，到户外去晒晒阳光，和小伙伴们一起做做运动，和好朋友们一起跑一跑、玩一玩，多好啊，只有这样，我们才能有一个健康的好身体呀。

12. 皮肤上为什么会有污垢呢？

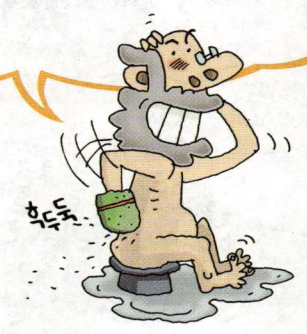

小朋友们大概都讨厌洗澡吧？那我们身上的污垢是怎么产生的呢？

"那是因为有很多脏东西粘在我们身上，所以才会出现污垢的。"

不是那样的，当然如果有脏东西粘在身体上应该洗掉，但有时我们在干净的房间里安静地呆着，身体上也会有污垢出现。我们的生活环境已经很洁净了，可是身上还是照样有污垢。

问题的答案就是：污垢是我们自己皮肤排泄出来的。

大家都曾经看见过，夏季时皮肤由于暴晒而脱皮的现象吧。

我们的皮肤可以被分为几个部分，覆盖在最外面的是由死细胞构成的角质层，角质层大约有二十几层，最上面的角质细胞死亡的时间最久，因此将最先脱落，离开身体。

在充满阳光的房间里，很容易观察到空气中飘浮着的细小灰尘，其实在这些灰尘当中，有很大一部分是从我们身体上脱落掉的角质层皮肤，这也就是飘浮在空气当中的皮肤碎屑。我们的身体每天脱落的皮肤碎屑超过100亿个，这对于一个五口之家来说，就相当于他们的家中每天将飘浮着500亿个皮肤碎屑。

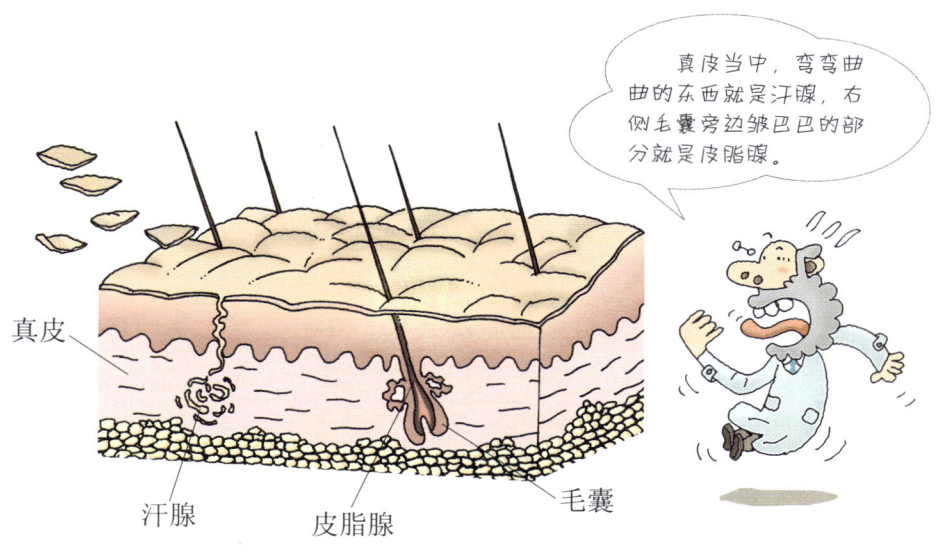

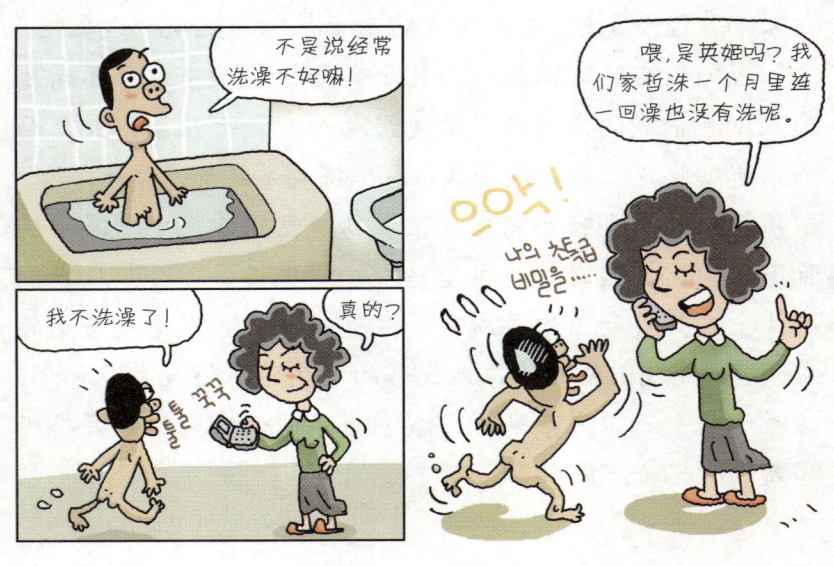

死掉的细胞中，无法脱落掉的细胞就附着在身体上，形成了污垢。因此，身上有污垢并不是有脏东西粘到了上面，而是死掉的皮肤细胞。这么说来，即使呆在再干净的地方，身上的污垢该有还是会有的。污垢的产生与指甲、头发的生长一样，是再自然不过的事情了。

角质层虽然是由死细胞构成的，但也起着重要的作用，它阻止了病原菌的入侵，同时也起到了防止体内的水分散发到外界的作用。角质层之所以有20多层的原因，也是与它的作用相一致的，假如角质层只有一层的话，病菌就会轻而易举地进入我们的身体了。

所以，洗澡的时候，用手巾过度用力搓洗皮肤是不对的，因为即使角质层是死掉的细胞，也是对我们身体有益的一部分，过度用力也会伤害皮肤，洗澡时把手巾涂满香皂慢慢擦洗才是最好的方法。

洗澡过度频繁会除掉皮肤上的有益细菌，因此对皮肤也没有好处。说到我们皮肤上生活的细菌，大家可千万不要吃惊，并不是所有细菌都是坏的。

我们吃的酸奶当中就含有乳酸菌，乳酸菌不就是对我们身体有益的细菌吗？和乳酸菌一样，在我们的身体当中，也有一些避免我们身体受到坏细菌伤害的好细菌，如果我们洗澡过于频繁，这些对我们身体有益的细菌也会被杀死。但是身体上的污垢如果不及时清理的话，不利于皮肤汗液、皮脂的分泌，以及发挥体温调节功能，而且身体正常的新陈代谢也会受到影响，反倒会对我们的身体有害。

只有正确适当地清洁才会有一个好的身体，对不对？

13. 手指甲和脚趾甲是怎么长出来的呢?

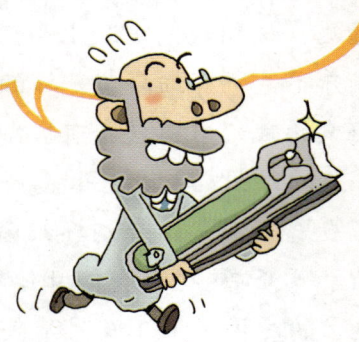

以前有这样的说法,心里想着做好事的人手指甲长得快,而整天只有坏心眼的人脚趾甲长得更快。大家都很想知道这话说的是不是真的吧?有坏心思的人的脚趾盖儿,真的会嗖嗖地长起来吗?

想解开这个疑问,首先就要对手指甲和脚趾甲有个清楚的了解,下面就让我来为你解开一个一个指甲的秘密吧。

关于指甲我们都知道的一件事儿是,不管怎么剪,过一段时间它还会自己重新长出来的。看来不管是想着做好事的人还是琢磨着干坏事的人手指甲和脚趾甲都会不停地长啊。但万幸的是，手指甲每天只长仅仅 0.1 厘米，如果手指甲和脚趾甲比现在再长得快些，我们每个人或许都要在口袋里预备一个指甲刀了。

手指甲和脚趾甲以我们看不见的速度一点儿一点儿地生长着，所以如果手指甲完全脱落的话，想要长回原来的模样至少要 6 个月的时间呢，而脚趾甲要更久，大概一年左右。虽然俗话说坏心思总是比好想法多，但比起脚趾甲，还是手指甲长得快些。

在人体当中，一生当中都在不停生长的东西，当然不仅仅是手指甲和脚趾甲，头发也在长，皮肤也在长，不是吗？

皮肤也是长出来的，怎么样，是头一次听说吧？

虽然用我们的肉眼无法直接观察到，皮肤一直是在不

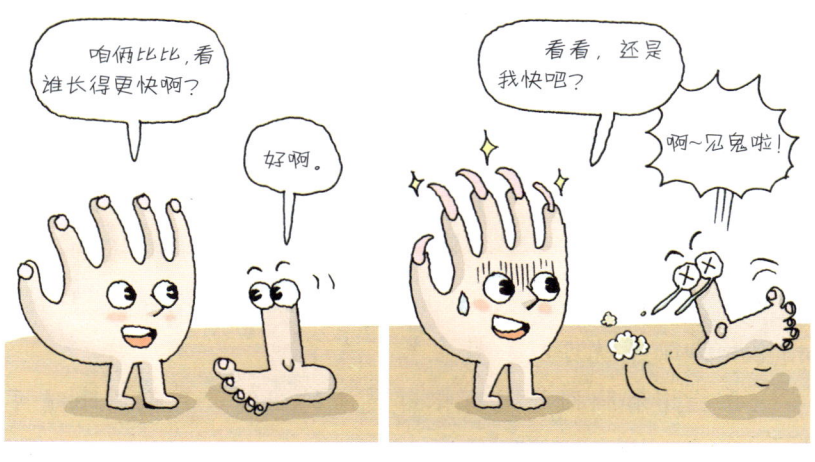

停地进行着生长、死亡、再生长，这样一个反复的过程的。如同长的手指甲、脚趾甲需要剪，衰老后死亡的皮肤也需要清除，这样新的皮肤才可以长出来啊。身上的"污垢"就是没有用处的皮肤细胞，这在前面我们已经听说过了，所以手指甲和脚趾甲也被看作是另一种类的皮肤。

为了保护手指和脚趾，它们的皮肤也变得坚硬起来了吗？

为什么软软的皮肤会变得硬邦邦的呢？这是怎么回事？想要找到答案很简单。因为人总是在使用着手和脚，所以它们就总有受伤的危险，手指在制作东西时或者搬运重物时都容易受伤，而在走路时脚趾也会踢到石块，或者被别人踩到，当然就需要坚硬的手指甲和脚趾甲的保护了。

如果没有手指甲和脚趾甲，我们将无法紧握东西，也不能长时间行走，皮鞋或者其他的鞋子对我们也将没有什么用处了。没了手指甲和脚趾甲的包容呵护，我们的手脚一定会变得伤痕累累、满是伤口的。

手指甲和脚趾甲是由一种叫做"角蛋白"（也叫做角质）的蛋白质构成的，因为质地强韧，所以不容易折断或碎裂。马蹄、鸟爪、牛角虽然形状各不相同，但都是和人的手指甲、脚趾甲一样，是由"角蛋白"构成的。神奇的角蛋白可以不断地被我们的身体制造出来，这样我们的手指甲和脚趾甲就可以一直生长下去了。

手指甲和脚趾甲只有根部是活的组织，我们用眼睛可

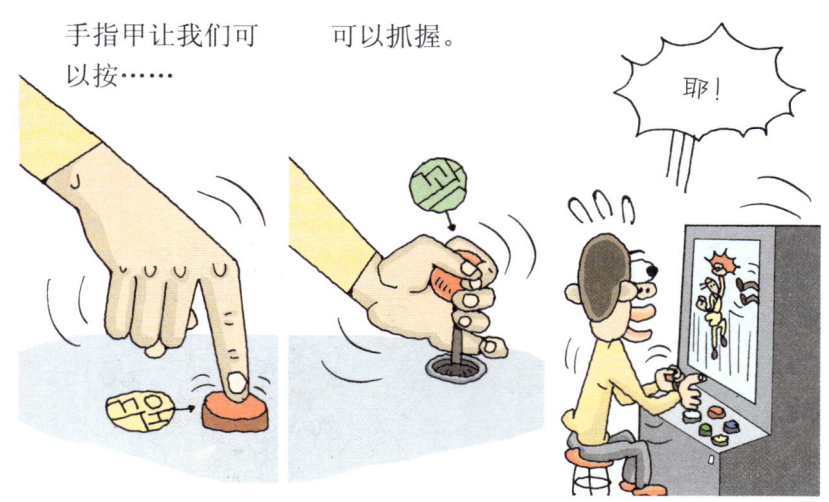

以看到的部分已经是没有生命的了。正如在澡堂洗澡时清除掉的身体上的污垢，死掉的手指甲和脚趾甲也是要不断长出来的，我们剪指甲时不觉得疼，就是因为它们已经是没有生命的了。

　　和儿童时期相比，成人的手指甲和脚趾甲长得更快，而随着年龄的增长，指甲的生长速度也会逐渐放慢，由此可见，指甲也是在身体健康状况最佳，身体器官活动最为活跃的时期生长得最快。而且有趣的是，用手频度越高的人，手指甲的生长速度越快，想有一副长指甲的人不妨多使用一下你的双手，或许哪天早上醒来就会发现，手指甲一下长出一大截呢！

14. 奶奶的头发为什么会变白?

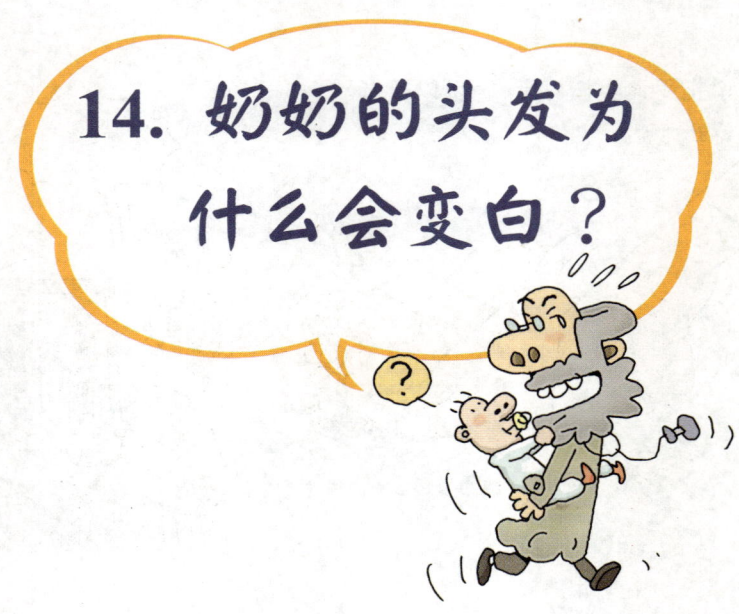

小狗身上的毛可真多,小猫身上的也不少啊,好多动物都是全身上下都有毛。

那为什么人不是那样呢?与其他动物相比,人的确看起来有点光溜溜的,但是我们的身上也是有毛的,不信仔细看看你的手背,看到那些纤细微小的毛了吗?

想数数我们身体上一共有多少根毛发吗?恐怕花上几年的时间也数不完吧。但的确曾经有人完成了这件了不起的工作,他费了好大力气数出了人的身体上有约500万根毛发,光是头发就有10万根,数量这么多,他到底是怎数出来的呢?真是了不起啊。

那为什么要有毛发呢?

动物身上的毛发是用来防寒的,人也一样。如果没有了头发,到了冬天我们的头该会多冷啊,就连出家的和尚冬天也是戴着帽子出门的呀,万一要是赶上下雪的时候,恐怕会更冷吧?

毛发的另外一个功能就是保护身体,先来看看眉毛吧,它可以阻止汗水、雨水等流入眼睛;还有睫毛,它可以保护眼球不受阳光的伤害。

鼻孔里的鼻毛可以把灰尘、小虫子等挡在鼻子之外;

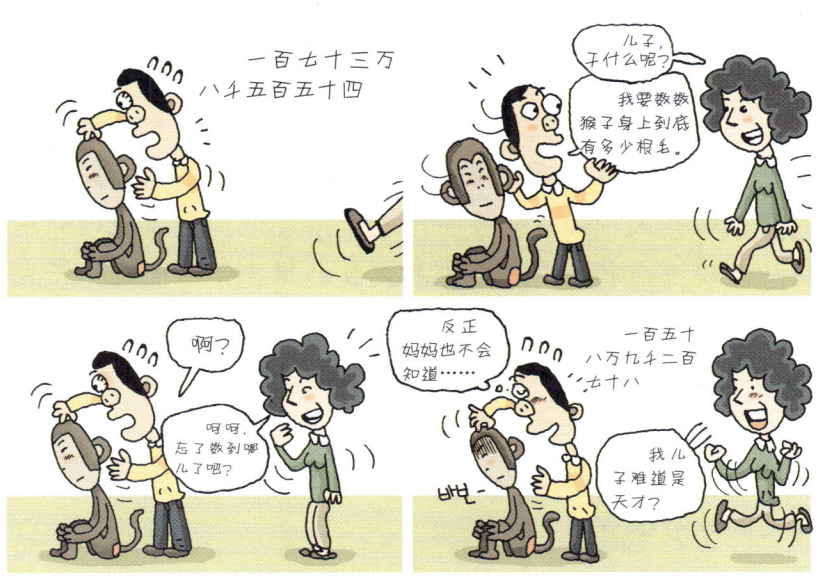

等到朋友们长大之后，还会长出腋毛，它可以降低胳膊与身体的摩擦，使我们的身体免受伤害。

身体的成长是一点一点的，毛发也是一样，每天长一点儿。我们时常去理发店或者美容院剪头发就是因为头发在不断地生长。有趣的是，据说天气热的话，毛发就长得快；天气冷的话，毛发就长得慢。

身上的毛发每天都在长，我们不会变得和全身都是毛的猴子一样吗？

不必担心，我们身上的毛发，长到一定程度就会脱落，然后重新长出新的来。头发长到90厘米就会脱落，重新生长。每天都有大量的头发和毛发脱落，也有同样多的长出来，所以我们是不会变成和猴子一样浑身都是毛的。

那奶奶的头发为什么会变白呢？

我们头发之所以是黑色的，是因为其中含有黑色素，黑色素顾名思义，就是一种呈现出黑颜色的色素。黑色人种是黑皮肤，也是因为皮肤当中黑色素浓度很高的原因，同样，白色人种的皮肤当中黑色素浓度低，所以他们的皮肤就呈现出白颜色，黄色人种皮肤的黑色素浓度是介于黑色人种和白色人种之间的。

与皮肤相同，头发的颜色也同其中含有的黑色素有关，黑色素浓度高的头发就是黑头发，黑色素浓度低的头发就有可能变成褐色或黄色头发。我们的头发是黑色的，就是因为其中有很多黑色素。

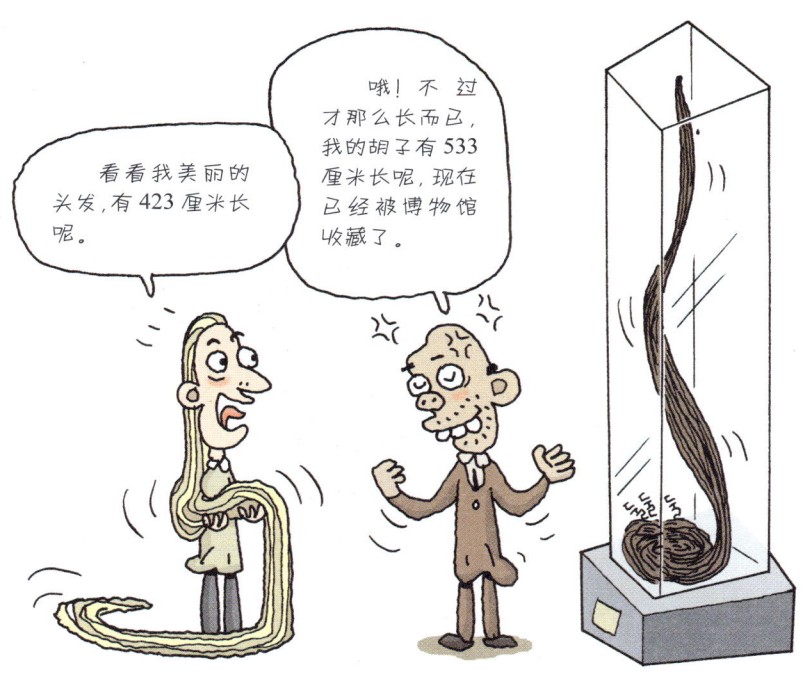

但是，随着年龄的增长，身体中产生的色素逐渐减少，就会出现白头发了。头发当中的色素细胞不再继续产生黑色素的话，就会有白发，但也有一些其他的情况，如有些人由于先天遗传的原因，体内无法合成色素。

15. 身体居然是"战场"?

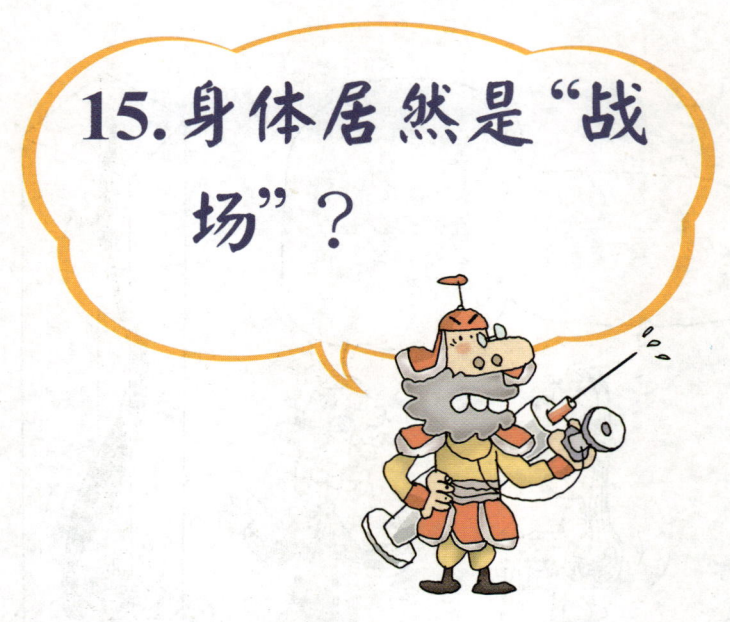

给你讲个恐怖的故事怎么样?我们周围有许多脏兮兮的怪物,有的拖着长尾巴可以飞在空中,有的像蛇或蚂蟥一样,让人毛骨悚然。

哪儿有那样的怪物呢?在大家的眼前就有。什么?怎么看不见呢?

这些怪物是我们看不见的。虽然眼睛看不见,它们却时时刻刻在寻找着攻击我们身体的机会。更让人害怕的是,它们的数量众多,以至于让我们既无处可逃,又无处可藏。有时这些怪物在攻击人体的过程中被打败,也有些时候,人被它们杀死。

确实让人难以置信，但这是事实。这些怪物就是叫做细菌和病毒的病菌。它们太小，人眼无法看到，但在空气中的细菌却是密密麻麻，不计其数。无论是我们吃的食物，还是我们的双手都沾满了细菌，所以我们呼吸或吃饭时，细菌就会趁机进入我们的身体，引起疾病。但是这也不必过于惊慌，我们的身体当中与这些细菌作战的士兵也有很多的。

下面就让我们来看看，哪些士兵在这场战斗中冲锋陷阵吧！

"我是鼻涕！"

"我是唾液！"

"我是眼泪！"

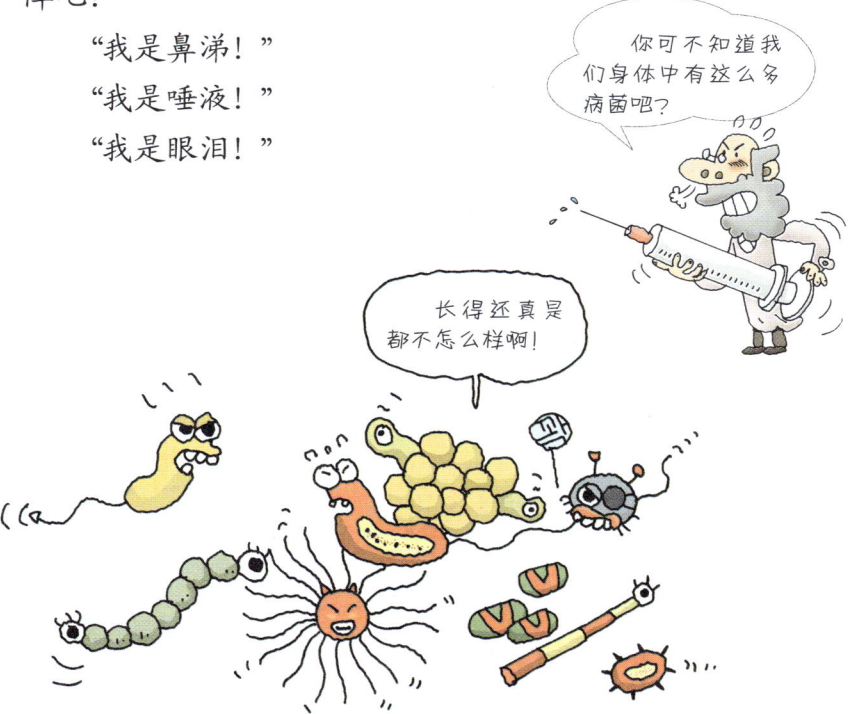

你或许会嘲笑污浊的鼻涕和口水怎么会和病菌作战呢？但鼻涕确实是一名出色的战士，它可以溶解我们在呼吸时吸入的细菌。大家在感冒时都会流鼻涕吧，那就是体内的士兵战胜了引起感冒的病菌，并把被打败的病菌清理出体外的过程。进入到嘴巴和眼睛里的细菌就会遇到唾液和眼泪的阻击，不管是唾液，还是眼泪和鼻涕，其中都含有一种叫做"溶菌酶"的物质，它可以有效地杀死细菌，但并不能杀死所有的细菌。

要是有唾液、眼泪、鼻涕全都无法阻挡的病菌，那该怎么办呢？那也不必担心，我们身体里还有可以阻挡外敌入侵的强大军队，这支军队每天都在为了保卫我们的身体进行着战争，它们就是白血球。

一旦细菌侵入体内，白血球就开始与它们作战，先是把细菌抓住，让它们动弹不得，然后再一点一点把它们吃掉，据说白血球当中还有一种可以吞吃超过100万个细菌的大块头呢。这场战争虽然杀死了入侵的细菌，但是白血球也有很大的伤亡，战斗结束后留下了大量的尸体。在受伤的部位经常会看到流出来的黄色液体，那就是入侵的细菌和战死的白血球的尸体。

除此以外，我们体内还有一种叫做"免疫"的防御系统，有时身体在患过一次病以后，再也不得同样疾病，这就是我们的身体对这种疾病产生了免疫力的缘故。免疫力就是我们的身体记住了引起我们身体疾病的病菌，并制造

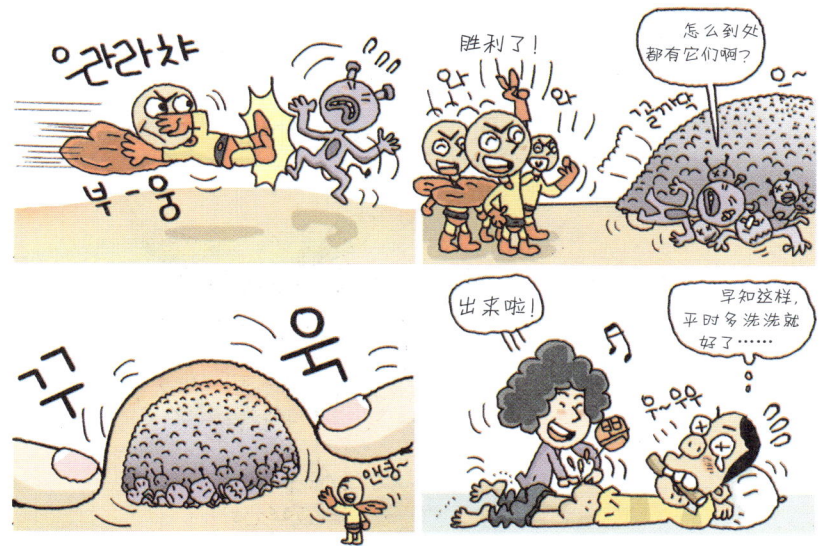

出了可以抵抗这种细菌的抗体。

偶尔在学校或医院进行的预防注射,就是为了让我们的身体制造出某种疾病的抗体,那注射的东西是什么呢?不要吃惊,注射液当中其实就是病菌。

"哪儿有这样的道理!居然把病菌注射到我的体内……"

感到怀疑的人一定不少,但注射液当中含有的都是死掉或者几乎没有伤害能力的病原菌,这样的病原菌进入我们的身体以后,我们的身体就可以把抵抗这种病原菌的抗体制造出来了。所以当真正的病原菌到来时,我们的身体也可以安然无恙了。身体当中这种抗体有很多,即使有侵入的细菌,我们也大可不必担心。

现在即使面对再多的怪物,我们也不必害怕了,对不对?

16. 身体是如何动起来的呢？

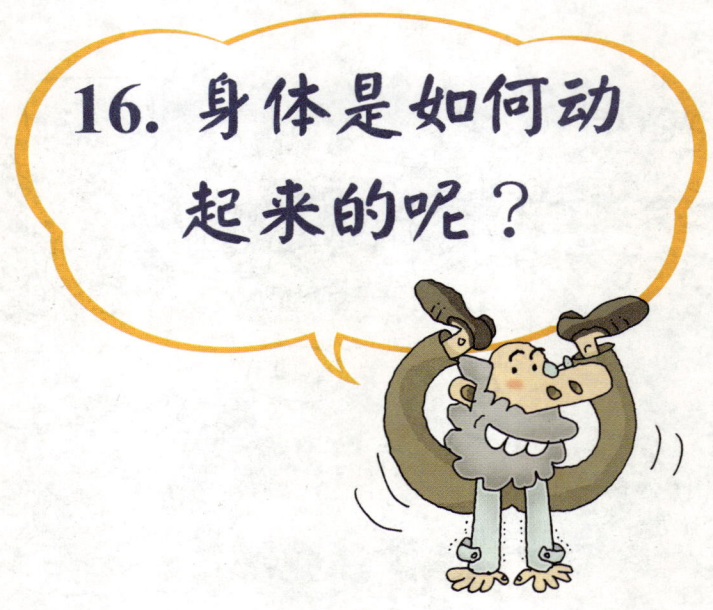

看到健美比赛上展示自己肌肉的人，大家感觉如何？

有人觉得很帅气，有人却不以为然，我们身体上的肌肉，如果经常锻炼，多多使用的话，就会变得越来越光滑，越来越有弹性，而且还会出现健美的肌肉块。

肌肉难道就是为了给人看的吗？当然不是。肌肉是使身体运动起来所必需的组织，如果没有了肌肉，人就什么事情也做不了了。我们之所以可以走，是因为腿部的肌肉在运动。手指的动作、眨眼的动作也都要由肌肉参加，才可以完成。不仅如此，心脏的跳动、肺的呼吸也都离不开肌肉。

简单点说，我们的进食、娱乐、呼吸等所有生存活动当中，都存在着肌肉的运动，因此，我们的身体是被肌肉所包裹着的。

看起来有点吓人，但在我们的皮肤之下，就是这些肌肉了。肌肉的重量大概占我们体重的一半，基本上可以用"除去骨头就是肉"这句话来概括，我们的肉就不用说了，就连我们的心脏、胃等内脏也都几乎由肌肉构成。

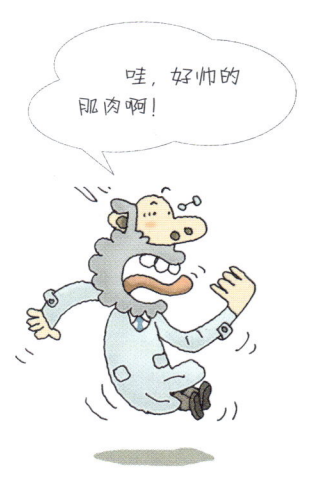

哇，好帅的肌肉啊！

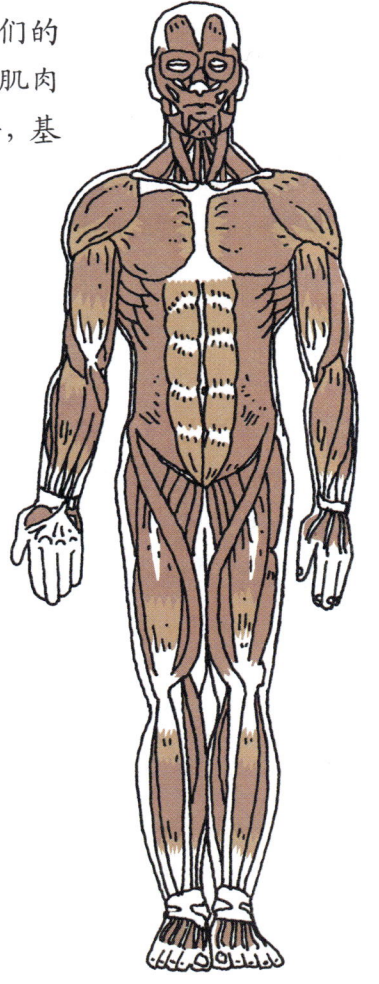

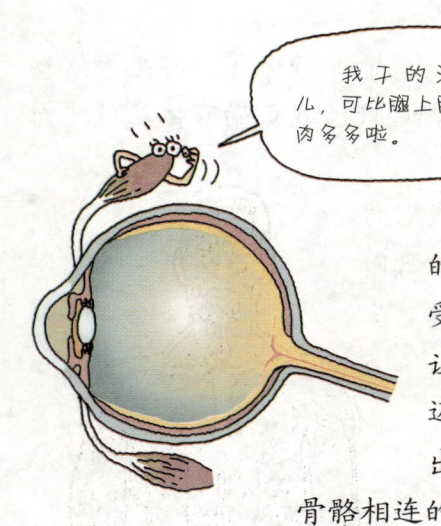

我干的活儿，可比脸上肌肉多多啦。

肌肉大体上可以分为三类：与骨骼相连的肌肉，构成消化器官和内脏的肌肉，构成心脏的肌肉。与骨骼相连的肌肉接受大脑的命令进行运动，大脑让腿部的肌肉行走，腿才可以迈开步子；让手上的肌肉握拳出击，手才可以挥动拳头。与骨骼相连的肌肉力量较大，可以快速地跑动或搬起重物，但因为容易疲劳，所以无法持续地奔跑或者工作。

与骨骼相连的肌肉就没有从骨头上脱落的时候吗？

肌肉与骨骼的连接是相当牢固的，如果想要从骨骼上把肌肉分离，据说至少要悬挂58吨的重物才能够实现，所以肌肉并不是随随便便就能从骨骼上脱落下去的。

与此相反，内脏的肌肉却在无时无刻不间断地工作，而且不受大脑的支配自行运动，之所以说构成肠胃的肌肉工作辛苦，就是因为它们无论任何时候都无法休息。

组成心脏的心肌与构成其他器官的肌肉有所不同，其他器官的肌肉都是以很小的力量缓慢蠕动，而心肌却力量强大，不知疲倦地把血液输送到全身各处。

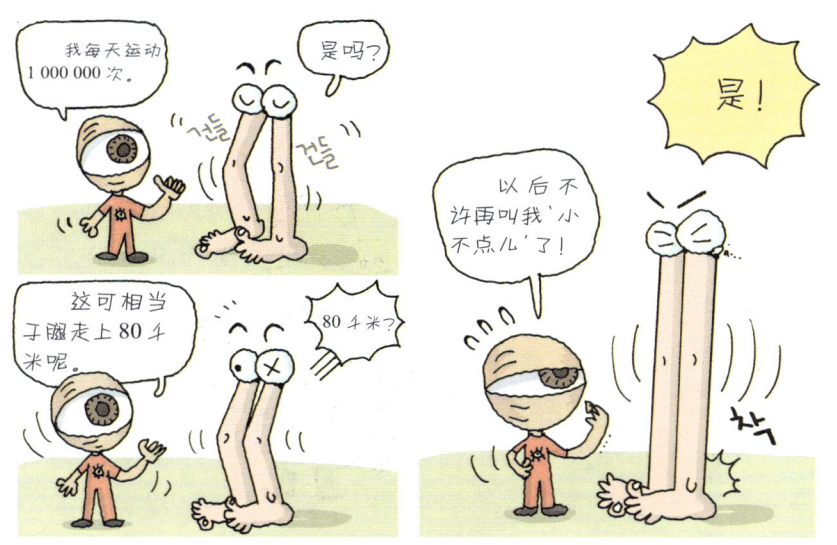

　　心肌同样也不受大脑的支配，如果大脑支配了心肌的运动，那可要出大麻烦了。我们只要稍微有一点"让心脏停下来看看"的想法，心脏就会马上停止跳动，而且我们在睡觉的时候，大脑也应该休息，如果心肌听从大脑指挥的话，在大脑休息时，心肌就无法工作了，这样一来相信"一觉睡去，永不再醒"的事情一定会有不少吧。

　　这么说心脏和内脏的肌肉不受大脑的控制，真是一件大好事啊。从这一点我们就能够看出，我们身体的构造多么神秘莫测，巧夺天工啊！

17. 笑真的那么简单吗？

    人的面孔可以做出许多表情：妈妈给了你一块点心，你幸福的表情；哥哥要抢你的点心，你愤怒的表情；点心没有了，你惋惜的表情；心情因此烦闷，你呆呆的表情；妈妈又把点心给了你，你愉快的表情……像这样，仅仅因为一块点心，人就可以有这么多的表情。

    脸上的表情反映了人的内心，所以看一个人的表情就可以知道他的心情如何，没有人心情好好的偏要装出一副发火的样子，也没有人真的伤心时，会显出快乐的神情。

    我还要告诉大家一个有趣的事情。

我们看似很容易就做出的一个表情，如果没有众多面部肌肉的参与，也是无法实现的。据说微笑时需要牵动15块面部肌肉，看来笑一下都需要动用15块肌肉，"一笑了之"也并非易事啊。

那我们皱一皱脸需要多少块肌肉呢？不怕吓你一跳，居然需要43块肌肉的运动，才可以使脸皱一下，看来笑不容易，皱脸更不容易啊。

那为什么皱一皱脸会比笑一下需要更多的肌肉呢？其中或许有"与其忧愁不如微笑地生活"的含义吧，所以和费劲儿地动用43块肌肉把脸皱起来相比，咱们大家不如一直微笑地去生活吧，因为笑更加容易，不是吗？

那说话又需要多少块肌肉呢？

笑需要15块肌肉，皱脸需要43块，说话是不是得需要更多的肌肉呢？

是的，说话所需要的肌肉比微笑和皱脸都要多，为了说出一句话，至少要让72块大小

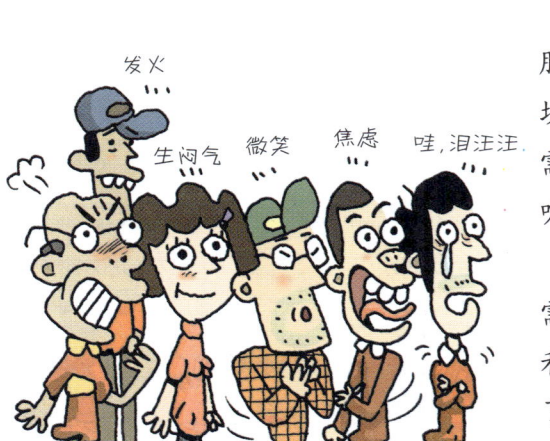

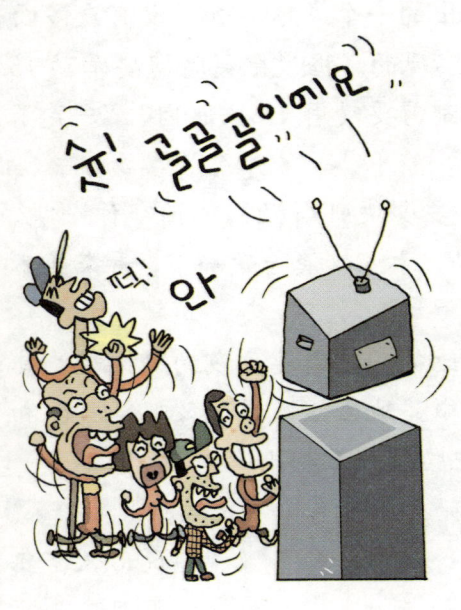

不等的肌肉动起来,这下有些人可能就会恍然大悟,为什么话说多了,肚子容易饿了吧,想要说话可是要动用不少肌肉,费不少力气的事啊。

再告诉大家一个有趣的事情,肌肉如果长时间保持一定状态的话,就会变得僵硬,面部的肌肉也是一样,虽然现在大家的脸上既没有皱纹,也没有僵硬的肌肉,看上去都很美丽,但随着时间的流逝,你们各自的脸都会变成另外的模样。

经常皱眉、发火的话,面部的肌肉就会僵化,给人的印象也会变坏。在周围的人当中,我们就会经常见到有那样总是板着脸或者面带不悦表情的人,那样的人是不是看起来有点让人害怕,实际上也没有人愿意和那样的人相处。如果总是愁眉苦脸或者面带怒色的话,就会养成习惯,久而久之面部的肌肉也就会变成那个样子了。

但总是笑眯眯的人,即使上了年纪也会给人很亲切的感觉,大家也都不要发愁烦躁,经常微笑吧。如果没有什

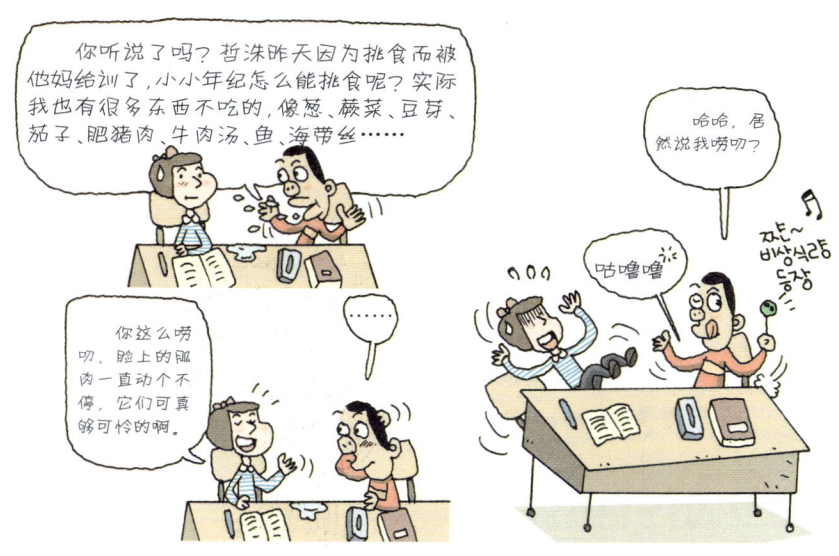

么事情好笑，哪怕强迫自己面对镜子，练习一下微笑也是个不错的做法。就那么轻轻一笑，说不定自己的心情就不知不觉地变得轻松舒畅了呢。微笑着快乐地生活对身体健康是有益的，快乐生活的人得病的几率也小，即使生了病也会很快康复的。

18. 骨头真的比铁还硬吗?

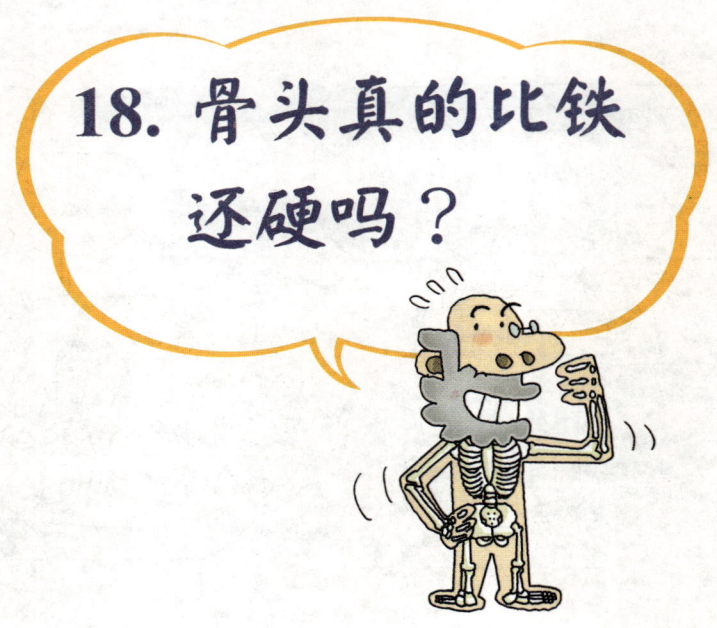

"啊,骷髅鬼!"

这幅插图不是我们在恐怖电影中看到的骷髅鬼,这就是我们身体里的骨头。我们每个人都有那样的骨头,我们身上的骨头刚出生时有大约350块,随着身体的成长,骨骼的数目逐渐减少,成人有206块骨头。

一块一块的骨头构成了身体的骨骼,有了骨头,我们可以端正地站立,筋肉也有了附着的场所,使我们可以自由地行走、奔跑。

如果我们没有了骨头会怎么样呢?我们无法站立或行

走，只有像蚯蚓一样软软地爬着生活了。

那就让我们来仔细地了解一下骨头吧。

首先骨头构成了我们身体的框架，我们个头的高矮是取决于我们的骨头生长发育的程度的。骨骼的生长受到激素的调节，生长激素充足，骨骼就发育充分，肌肉也会根据骨骼的生长情况，逐渐变得结实起来。

骨骼还肩负着保护我们身体器官的重任。

如果没有了头骨的保护，哪怕是轻微的撞击或

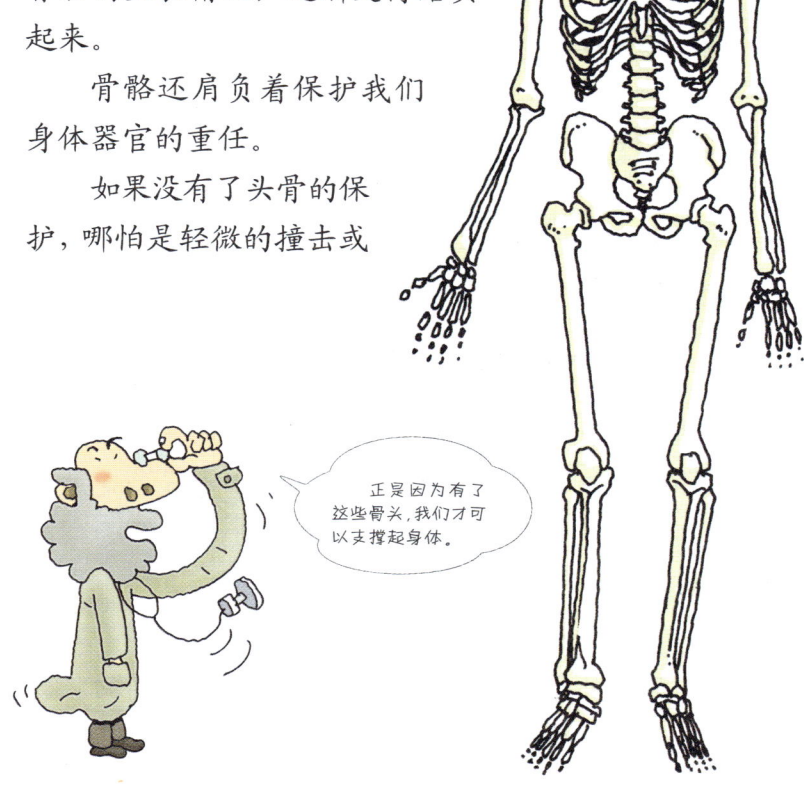

正是因为有了这些骨头，我们才可以支撑起身体。

是被什么东西碰到,都会使大脑受到伤害,脑是敏感的器官,即使受到一点伤害也会出现很严重的后果。而我们的大脑因为有了头骨的保护,即使老师和妈妈用手再怎么拍打也不会受到伤害。

还有一种骨头叫肋骨,它把心脏、肺、肝脏等都包围起来,假如没有了肋骨,走路时哪怕是和别人轻轻地撞到一起,也会把我们的心脏撞坏或者把肺撞扁,我们也会因为无法呼吸、血液流动受阻而死去。

更让人称奇的是,血液居然也是在骨头中被制造出来的。

心脏并不能制造血液,只是负责把血液输送到身体各个部分。血液是由红血球、白血球、血小板等构成的,而这些构成血液的成分,则是在脊柱、胸骨、骨盆、附肢骨骼等较大的骨头的骨髓当中被制造出来的。骨头不仅支撑、保护着我们的身体,而且也是制造血液的地方,这难道不令人感到惊讶吗?

我们神奇的骨骼据说比钢铁还坚硬呢,而且还比钢铁的重量轻许多。如果骨头和铁一样沉的话,那我们走起路来可要费点力气了,试着想象一下如果我们全身的骨头都变成钢铁后走路的样子吧,那该有多重啊。

但是,骨头有时也会折断,可这倒也不必担心,因为骨折之后,骨骼具备自我修复的能力,只要把折断的骨头按原来的位置固定好,折断的位置就会产生新的骨细胞,

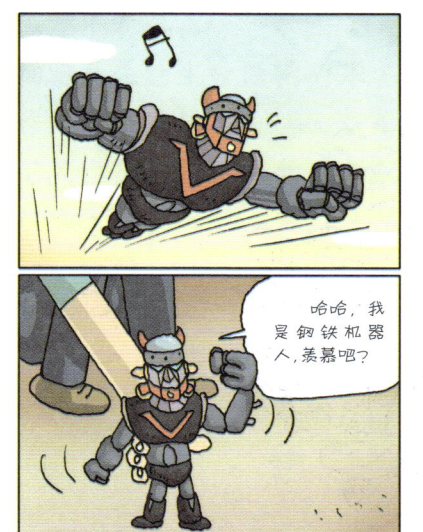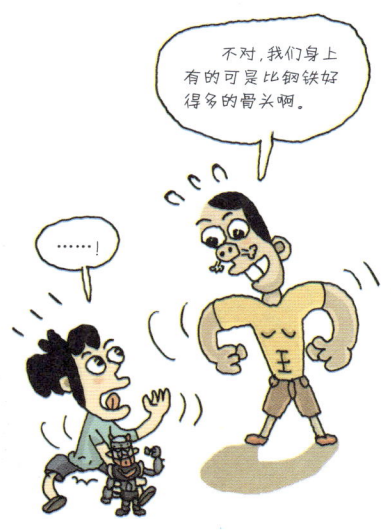

折断的骨头也就被重新连接起来了,这么看来,我们的骨头可比钢铁好得多了吧?

但是,即使有了这么好的骨骼,如果不经常锻炼也会变得脆弱,容易折断或破碎的,因为我们懒惰不运动,骨骼中的钙就会溶解到血液中,随尿液排出体外,影响我们骨骼的成长。宇航员在太空中也坚持在狭小的太空舱内做运动,就是为了防止骨骼因缺乏锻炼变得虚弱。如果不做运动,等到他们重返地球走下航天飞机时,骨头可能无法承受身体的重量而折断。

为了比铁还坚固的骨头可以健康地成长,我们可千万不能偷懒不做运动啊。并且为了我们的骨骼可以更加强壮,多吃鱼、海带等含丰富钙质的食物也是十分重要的。

19. 人为什么会打喷嚏呢?

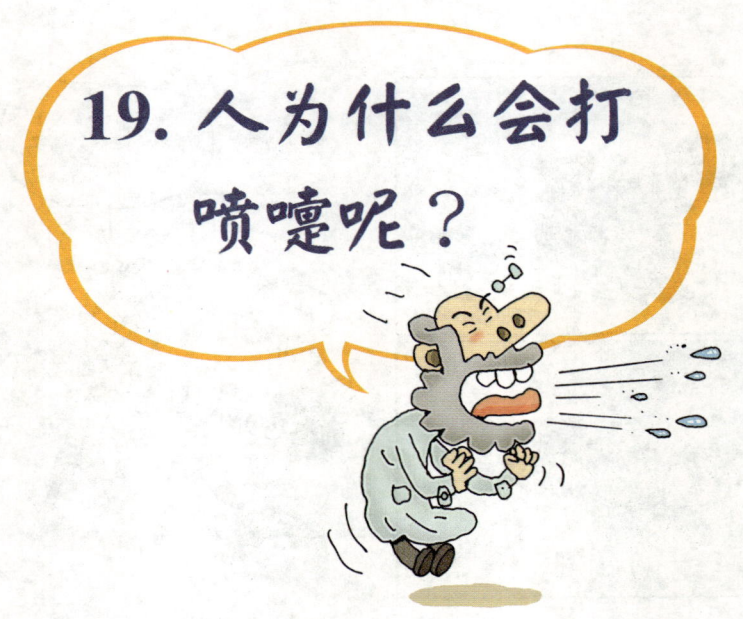

　　道路也分很多种,有让汽车通行的机动车道,有让火车通行的轨道,还有让行人走的人行道。要是万一汽车跑到人行道上开,行人去汽车道上走,会发生什么事情呢?

　　是的,当然会出事故了。所以为了避免事故的发生,行人要走人行道,汽车要走机动车道才可以。

　　我们的体内也有两条"道路",一条是我们所吃食物所通过的道路——食道,食物就是沿着这条路进入到胃中的。那另外一条路是什么呢?就是我们吸入的空气所要通过的道路——气管,空气沿着这条路就可以到达肺了。

在公路上如果走错车道会出大事故,万一我们所吃的食物或者所喝的水不小心从气管进入到肺里的话,那可就不得了了。真是那样的话,我们可能就会因为无法呼吸而死去。

那饭粒上也没有长眼睛,它怎么会知道该走哪条路呢?

我们进食的时候,既要喘气也要吃饭,这可如何是好呢?到底如何让食物进入食道、空气进入气管呢?

其实我们没有操这份心的必要,因为人体的气管上有

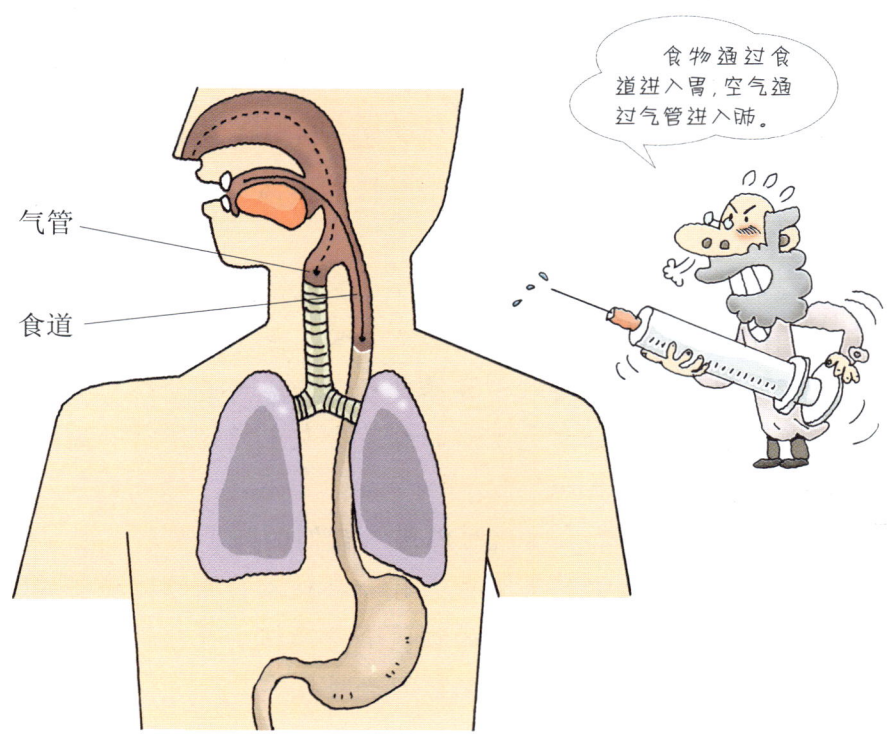

食物通过食道进入胃,空气通过气管进入肺。

气管
食道

一个"小盖子"叫做会厌，会厌在我们呼吸的时候是打开的，以便让吸入的空气通过；而在我们咽下食物时是关闭的，以防止食物进入气管。所以有了会厌，我们在吃饭的时候，就不用担心食物会跑到气管里去了。

我们吃饭时，都有过吃着吃着，因为打喷嚏，把口中的食物全都喷出来的经历。不光是桌上，连妈妈的脸上，妹妹的衣服上都会被粘上饭粒，溅上菜汤。还有的时候，我们喝水被呛到，蹲在地上咳嗽个不停。这些都是因为在会厌这个小盖子敞开的时候，有食物或者水溜进了气管，我们才会不停地咳嗽，直到把它们吐出来。

我们打喷嚏时，饭粒喷出来的速度有多快你知道吗？说出来把你吓一跳，据说我们嘴里的饭粒飞出来的速度和棒球投手朴赞浩投出的球速一样快，居然超过了时速160千米呢。

下面就让我们一起来仔细看一看气管吧。

气管当中有许多的士兵和清洁工，虽然鼻腔当中的鼻毛可以阻挡灰尘的进入，鼻涕也可以杀死一部分细菌，但毕竟还是有一部分幸免于难的细菌和灰尘通过了第一道防线。

那这些细菌和灰尘就可以进入我们的肺了吗？

不会的，我们的气管壁上有一层黏黏的液体，这些像胶水一样的液体会把进来的细菌全都抓住，并分泌出一种叫做"溶菌酶"的物质，把它们一网打尽。

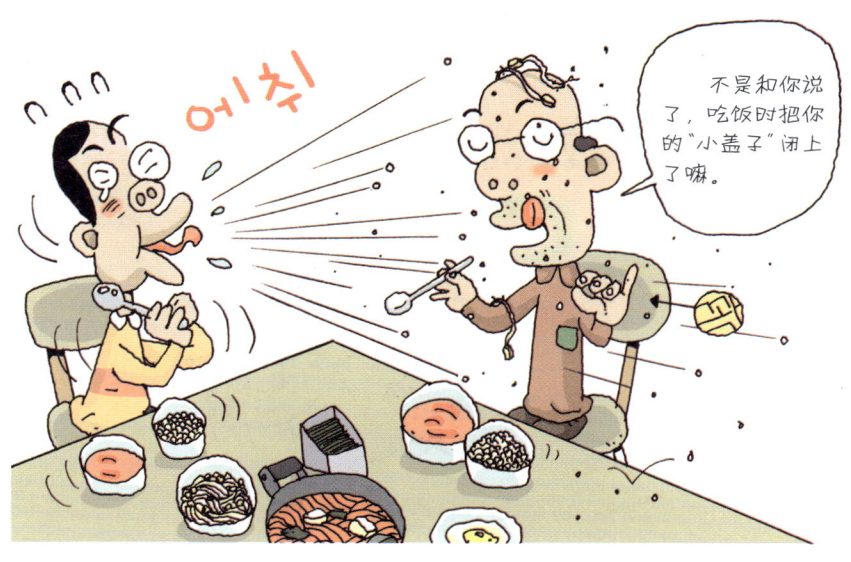

  气管当中也有许多清道夫,我们吸入体内的不只有空气,还有许多灰尘,清道夫就是负责清理这些没有被鼻毛挡在外面的灰尘,它们为了气管的清洁勤奋地工作,据说平均下来,每分钟要运动 200 多次呢。

  清理出来的这些垃圾该如何处理呢?是垃圾就应该收集扔掉吧。对,收集这些垃圾的就是"痰",痰所做的工作就是把清道夫清理的灰尘和被杀死的细菌收集汇合到一起,所以在空气不太好的地方,我们就会感到喉咙里的痰很多。

20. 做运动时为什么会喘不上气？

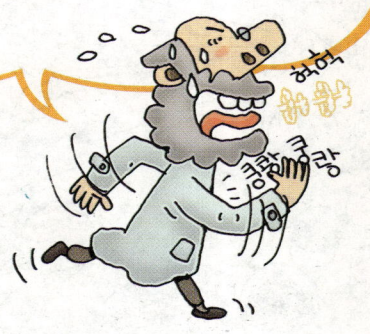

　　肺就是我们呼吸时，空气进出的一个大口袋，但是这个"口袋"和一般的口袋有所不同，它的里面可不是空的，肺当中有多达 75 000 个"小管子"和"小口袋"，把这些小管子和小口袋全都铺开，面积和一个网球场一样大，可以把我们的身体包裹 30 圈，肺这个"口袋"可真不小啊！

　　肺中每个小口袋的周围，都包裹着密密麻麻像蜘蛛网一样的血管，这些包围小口袋的血管的作用就是从肺中获得氧气，然后把它们带到我们全身的每一个角落。

　　肺最多可以容纳 5~6 公升的空气，当然这是对于成人来说的，但我们平时呼吸时所用到的空间不过是肺总量的五分之一，不管我们再怎么吐气，肺当中还是有很多空气的，所以经常深呼吸把肺中的剩余的空气挤出来，对我们身体的健康是有好处的。

大家现在就亲自试一试，深深地吸一口气，然后慢慢地吐出来，一直到一点气也吐不出来为止，据说这种深呼吸，每天只要做三次，就会对身体大有好处。

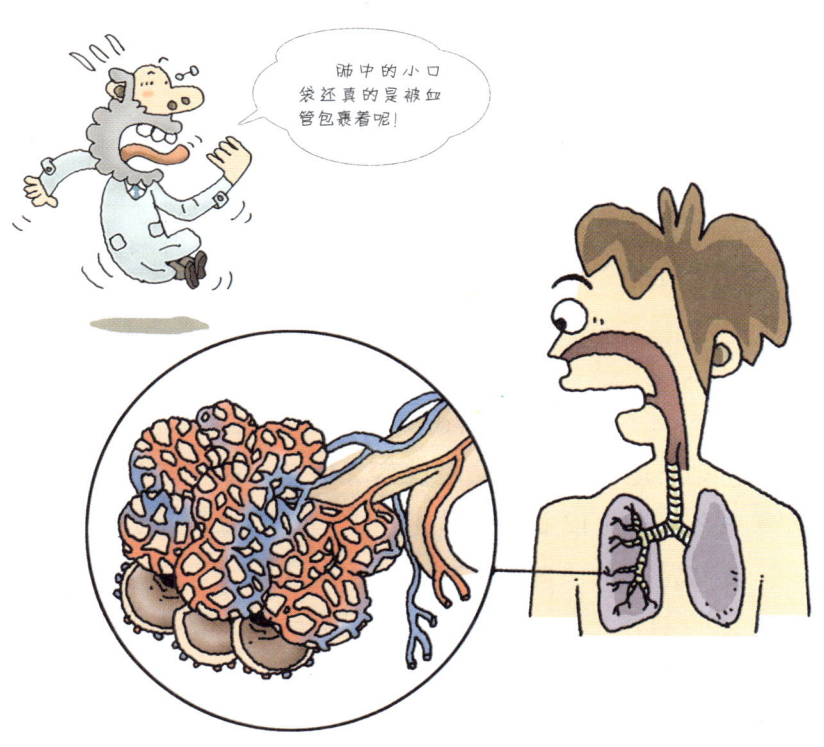

为了让肺变得健康强壮，不管怎样，运动是必不可少的。不一定是拼命地锻炼，只要是适合各自体质的运动，持之以恒，身体一定会越来越棒，肺也会越来越健康的。

运动时，为什么总会喘不上气来呢？

我们在做运动时，身体比平时需要更多的氧气，而且身体当中也会产生很多二氧化碳，所以就要加快呼吸，吸入更多的氧气，把二氧化碳赶快排出体外。

正常人在睡眠或者平躺时，每分钟大约只需要空气8.8公升，但是保持坐姿的话，每分钟就需要空气17公升，行走时则需要26公升，奔跑时吸入的空气大概是行走时的两倍，约55公升。

肺能够吸入和呼出空气的最大量叫做"肺活量"，据说肺活量是衡量一个人可以活多久的重要尺度呢。

肺活量随着年龄的增长逐渐减少，对于男性来讲，肺活量将以每年1%的速度缩减，75岁时的肺活量大概只有30岁时的45%。我们的身体没有氧气是无法生存的，随着肺活量的减少，吸入的氧气量就会减少，我们身体得到的氧气量也会相应减少，所以通过体育锻炼，强化肺的机能，我们每一个人都可以长命百岁。

笑虽然是我们平时经常性的动作，但大家可能都没有察觉，笑的动作是把空气分成一小段一小段地送入肺的，不管是"哈哈哈"、"咯咯咯"地笑，还是"呵呵呵"地笑，都是由几个短促呼吸组成的。如果还是搞不懂的话，可以

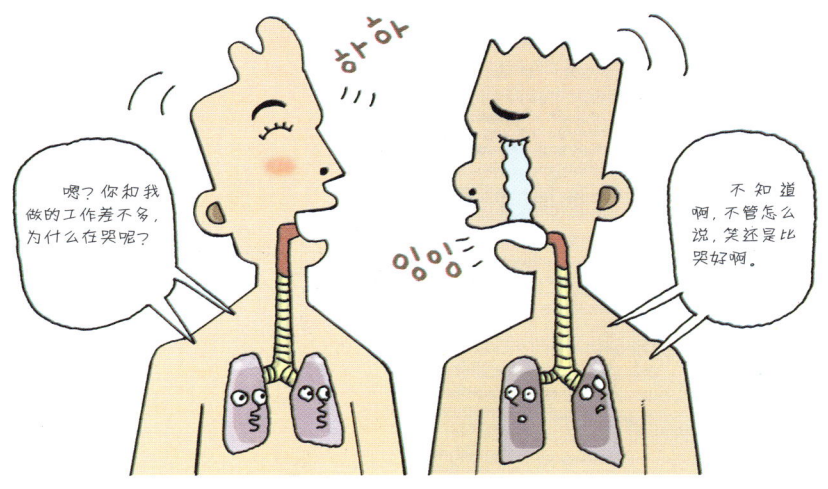

把手掌挡在嘴巴前面,自己做个试验。笑与一般正常的呼吸有什么区别大家应该清楚了吧?正常呼吸时空气的进入是均匀缓慢的,而笑时空气的进入是急促而断断续续的。

哭时肺所完成的工作,同笑时是一样的,空气也是一小股一小股地进入肺的。虽然对于肺都是同样的动作,对于人来说却是完全相反的结果吧?

21. 肝大的话胆子就大吗？

　　大家都知道《三国演义》当中的姜维吧？姜维是在刘备、关羽、张飞、诸葛亮等人死后出场的人物，虽然《三国演义》当中关于姜维的记述并不多，但却评价他是一个勇敢的大将。蜀国当时既没有良将，也没有大军，但就是因为有了姜维才赢得了多场大战的胜利。最终，蜀国还是灭亡了，姜维也成了阶下囚。

　　抓获姜维的人发了话："到底这个姜维的肝有多大，居然有这么大的胆量？"

　　于是，他们把姜维的肚子剖开，取出肝来一看，姜维的肝简直不是一般的大,甚至一个人都拿不动。

在日常生活中,我们经常把什么都不害怕的人叫做"肝大的人"(这是韩国的一种说法,相当于汉语"胆大的人"——译者注),难道勇敢无畏、天不怕地不怕的人,肝真的那么大吗?当然不是这样的,肝可不是用来减少恐惧感的。

肝在我们所有的脏器当中是个头最大、重量最重的,对于一般成人来讲,肝的重量相当于体重的五十分之一,大概1.5千克。

同这样的块头和重量相称的是,肝也确实是我们身体当中最为忙碌的器官。甚至直到现在,肝的所有功能也没

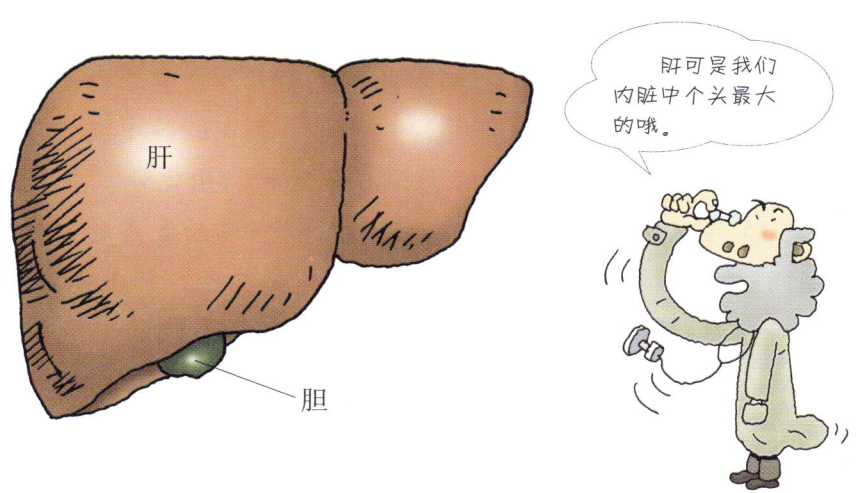

有完全被世人所知。肝所做的最重要的工作就是吸收营养成分，并把无用的废物排出体外，这被称为"物质代谢"。许多我们身体所必需的物质都是由肝制造或者转换的，因此我们也可以把肝看作是一个大工厂。

首先，肝制造了我们身体所必需的葡萄糖。

人体的血液中总是包含着葡萄糖，同时葡萄糖也是大脑赖以生存的重要营养成分，如果缺乏葡萄糖的话，大脑的正常工作也就无法进行。肝中储存着葡萄糖，并在适当的时候把它释放到血液中。如果肝中葡萄糖的储存量不足，肝将把一种叫做"糖元"的物质转化为葡萄糖，并释放到血液当中。

除了把葡萄糖转化成糖元，加以储存外，肝脏还负责把蛋白质分解成氨基酸并根据身体各器官的需要，将氨基酸重组成所需蛋白质。

肝脏还负责消除我们身体当中的毒素，分解蛋白质的过程中会产生一种有毒物质——"氨"，氨在肝脏中经过复杂的处理，转化成尿素，以尿液的形式被排出体外。

成年人所吸香烟及饮用的酒精饮料当中的有毒物质也是通过肝脏被分解掉的，我们生病时吃的药也在肝中分解，万一这些药片没有被分解直接留在体内的话，可会有大麻烦的，假如真是那样，安眠药即使吃上一点也会有持续的药效，恐怕有人就会因此永远也不会醒来了。

除了以上的功能，肝还可以起到调节体内激素的作用，

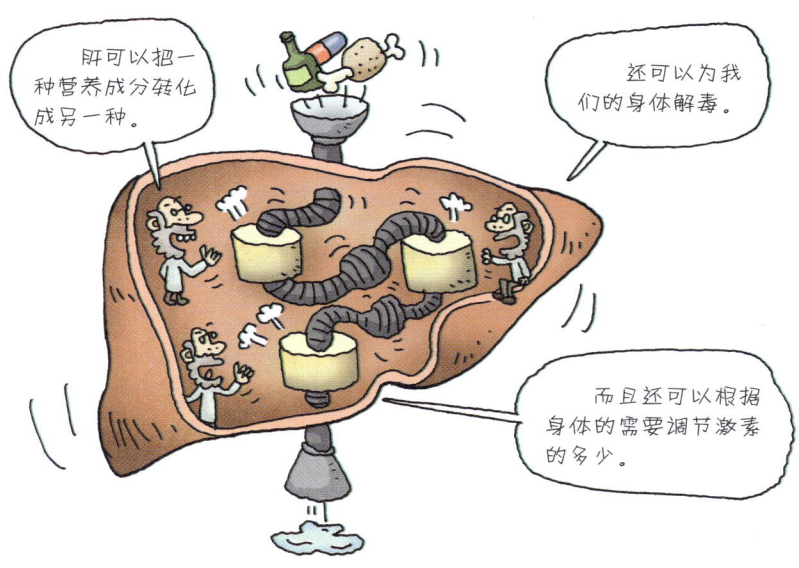

激素是分布在全身，调节身体机能的物质，我们的身体当中有多种激素，但激素过多或过少都是不正常的。举个例子，生长激素分泌过多的话就会长成电线杆一样的"傻大个"，而生长激素分泌过少就会变成侏儒一样的"小矮人"。所以肝就会根据身体成长的需要调节激素的多少，并把多余的激素破坏分解掉。同时，把衰老的红血球破坏掉也是肝脏的职能。

　　肝脏干的活儿可真不少吧？可是即使到了今天，肝脏中仍然有许多未解之谜，对于肝的了解我们还有很多事情要做啊。

22. 身体检查为什么要验尿呢？

尿液是由肾脏制造出来的，肾脏也叫"空帕"（为韩国传统说法的音译，字面意思为黄豆或小豆——译者注），叫这样的名字，很容易让人联想起黄豆或小豆，不过肾脏的模样也确实长得很像豆子。

肾脏有两个，它们的主要工作就是把尿素等代谢废物过滤出来，并以尿液的形式排出体外。由肾脏滤出的尿液储存在膀胱中，达到一定量时将被排出，当膀胱中的尿液储满时，我们就会有要排尿的感觉。

人体如果没有了肾脏会怎么样呢？如果人没有了眼睛

或者胃脏，虽然会给生活带来些不便，但不会死亡，可如果肾脏无法正常工作的话，那就预示着一个生命即将终结，所以大家对于肾脏可千万不能小看啊。

肾脏的大小和小一点的拳头相仿，重量也不过120~160克，它除了制造尿液以外还负责调节身体中血液的浓度和水分的多少。我们身体中血液和体液的浓度如果不能保持一定的话，生命就会遇到危险，因此也可以把肾脏看作是同心脏和大脑一样重要的器官。

虽然只有小拳头般大小，但每天却有超过1000千克的血液流经肾脏，肾脏中有许多叫做"肾单位"的小工厂，在这些小工厂里，血液当中的代谢废物被过滤出来，并被

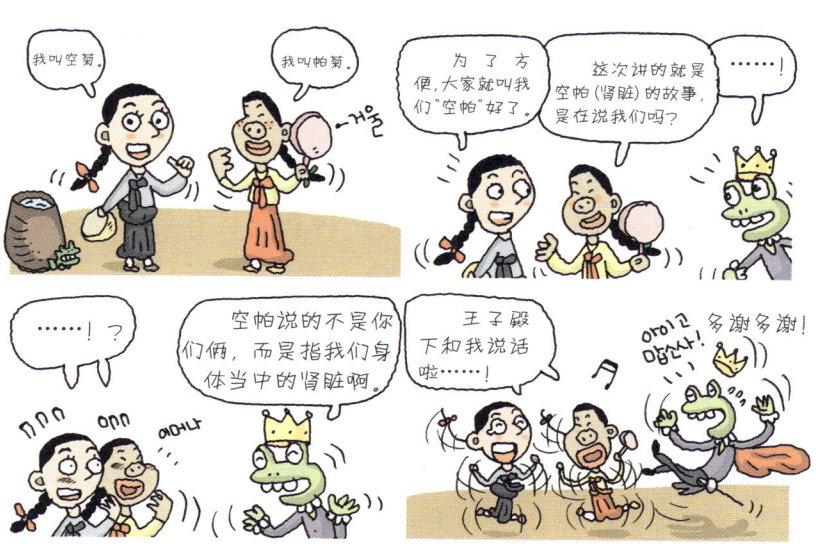

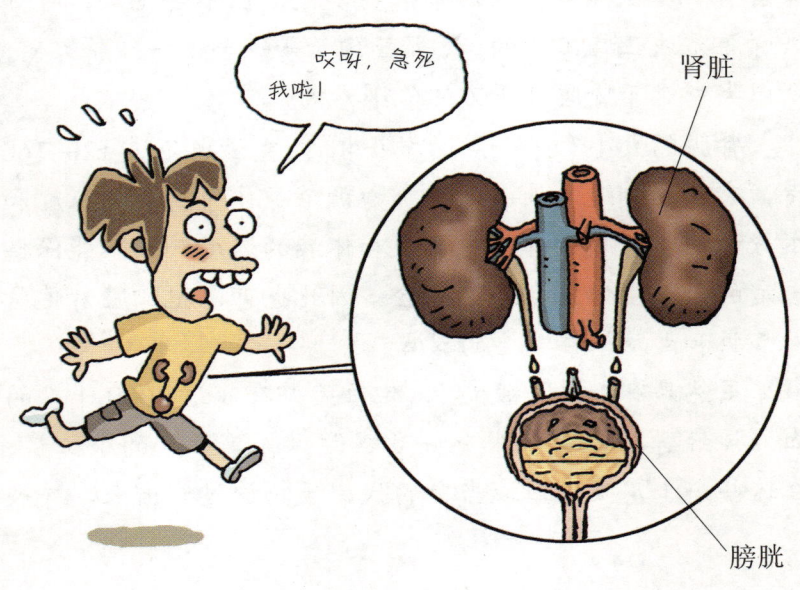

制成尿液排出体外。

　　这么重要的肾脏当中,如果有了异常,可是要生病的。

　　我们都知道的糖尿病,就是一种和肾脏有关系的疾病,所谓糖尿病就是身体排出的尿液当中含有葡萄糖。葡萄糖在体内所维持的浓度是一定的,而血液中的葡萄糖浓度过高的话,就会通过尿液被排出,糖尿病是一种成人多发病。

　　而且如果肾脏工作有异常还会引发高血压,其原因就是肾脏的水分吸收功能出了毛病,身体当中的水分过多,本来应该排出体外的水分未被排出,导致血液量增加,同时引起血液对于血管的压力升高,即高血压。

只要稍微有些异常,就会产生严重的疾病,如果肾脏无法正常工作,那可怎么办呢?那也不必过于担心,因为人体当中一共有两个肾脏,只要有一个可以正常工作,我们的身体就不会有问题。我们平时也会经常听说有人通过肾移植手术,把自己的一个肾脏捐献给别人的事吧。

相信大家也都在医院里接受过尿液检查吧。为什么要验尿呢?因为尿液是人体物质代谢废物的液体集合,所以通过验尿就可以知道一个人的健康情况,同时也可以通过验尿,诊断出到底是哪些器官有了异常,虽然看起来、闻起来都不怎么样,但尿液检查可是必不可少的哦。

23. 卷心菜模样的身体司令官是谁啊?

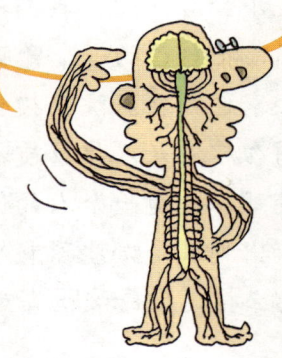

和动物相比,人没有的东西真是太多了。

人类没有雄狮猛虎般的尖牙利爪,所以和狮子老虎搏斗,失败的总是我们。人类也没有鸟儿翱翔蓝天的翅膀,也不能像鱼儿一般畅游水底,那么人类为什么可以统治百兽呢?因为和动物相比,我们拥有一个强大的脑。

我们经常说的"心眼儿好使"、"缺心眼儿"等,实际上都是在说脑的能力的强弱。脑的工作是记忆我们看到、听过的东西,同时还要进行不断地思考。

就只有这些吗?脑还支配我们的全身。

连从书架上取下一本书这么简单的一件事，也是需要经过大脑的指挥的。第一步，给眼睛下命令"找到书架上的书"；第二步，眼睛找到书的同时，命令手伸出去，把书取下来。

在接到大脑命令以前，身体是不会做出任何动作的。脑调节了我们身体所有的机能，没有脑的身体将会是无法想象的。

脑到底是什么样子，让我们来看看插图吧。长得真有点像卷心菜，不是吗？

事实上不光是外观，脑的重量也和一棵卷心菜相当。正如图上所画出的，脑大概可以被分为三个部分，第一部

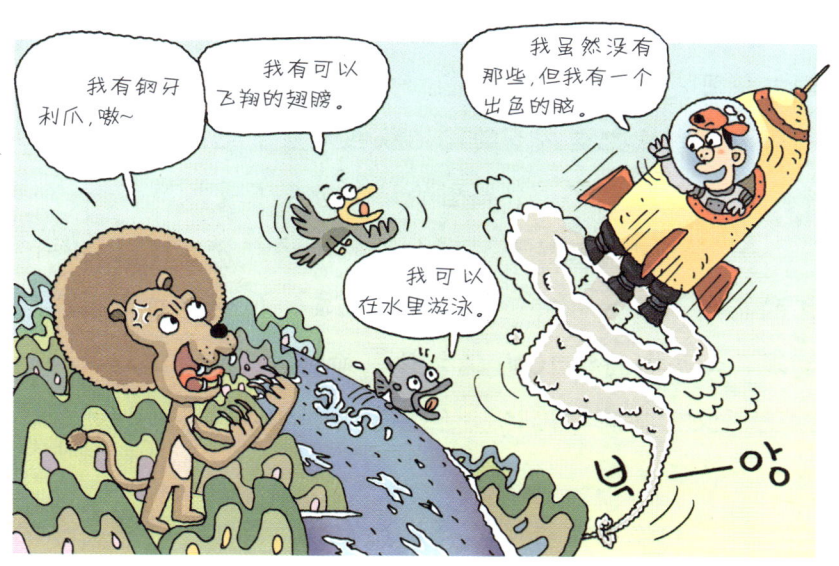

分就是位于大脑后部的"后脑",这部分主要负责调节我们身体的站立等运动机能,还有简单的记忆机能,如果没有后脑,上体育课时我们就无法掌握身体的平衡,奔跑当然也是不可能的事。

第二部分位于后脑的上方,叫做中脑(脑的中间部分)。第三部分叫做前脑(脑的前部),也是所占面积最大的部分。前脑的模样很像卷心菜,其间还丝丝缕缕地缠绕着白色的带状部分。人们把这部分的大脑分成左右两部分,分别叫做"大脑左半球"和"大脑右半球"。

大脑相当于我们身体的"司令官",也是给身体各部分下达命令的场所。记忆我们一生当中看到的、感到的、学到的东西,只是大脑众多重要功能当中的一项,据说我们的大脑可以储存记忆的信息至少可以达到几百万条,惊人吧?大脑到底把这么多的记忆放在哪里了呢?

难道大脑中有一个大型的记忆仓库不成?

一些研究结果显示,在大脑的某些部分有可以储存记忆的场所,虽然目前还无法确切证实,但到现在为止已经发现,大脑中的约1000亿个神经细胞彼此相互连接,神经细胞不仅可以储存记忆,还能通过记忆重新思考,并负责支配身体等工作。

储存如此大量的记忆,并且肩负着视觉、听觉、感觉

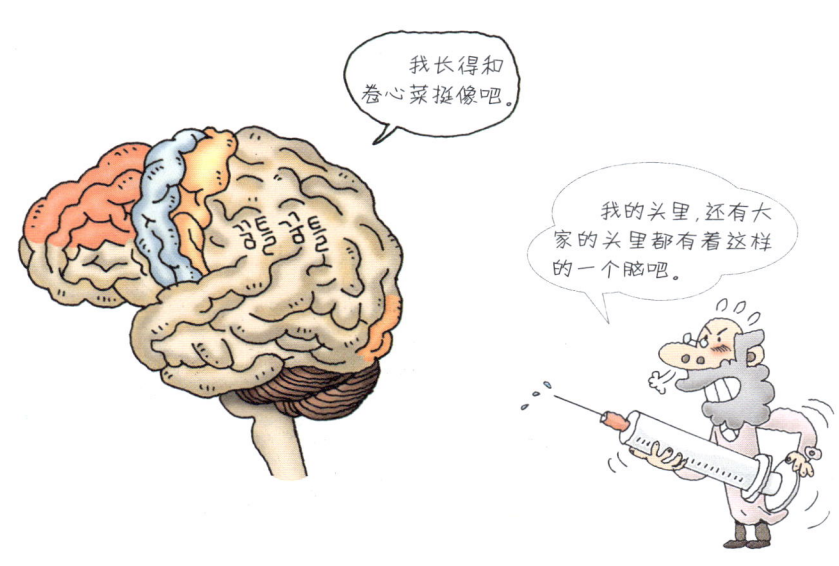

等神经活动的脑的奥秘,至今仍然没有被完全解开。或许只有等到科技更加发达的时候,我们才可以真正了解人脑全部的能力吧?

24. 女孩子为什么没有"小鸡鸡"呢？

上厕所时，男孩子可以站着小便，而女孩子上厕所时只能坐着，那都是因为男孩子有"小鸡鸡"，而女孩子没有的缘故。

那么女孩子为什么没有"小鸡鸡"呢？

虽然看不到，但女孩子也是有的。

"但好像不管怎么找，也看不到啊？"

看是看不到的，但女孩子也有和男孩子的"小鸡鸡"类似的器官，只是和男孩子的相比，不太一样而已。男孩子的"小鸡鸡"是长在身体外边的，而女孩子的"小鸡鸡"

是长在身体里面的。

这么看来，女孩也有和男孩子的"小鸡鸡"功能相似的器官，那就是可以孕育生命的地方——子宫。没有子宫，当然也就无法诞生生命，只有在子宫当中，才可以孕育可爱的小婴儿。所以不必因为没有"小鸡鸡"而大惊小怪，女孩子更加重要的"小鸡鸡"是在她们身体里的。

"小鸡鸡"可不仅仅是用来尿尿的哦。男孩子长在身体外面的"小鸡鸡"和女孩子"隐形"的"小鸡鸡"都有一个共同的名字——"生殖器"，这可是为了繁殖后代必不可少的宝贝哦。

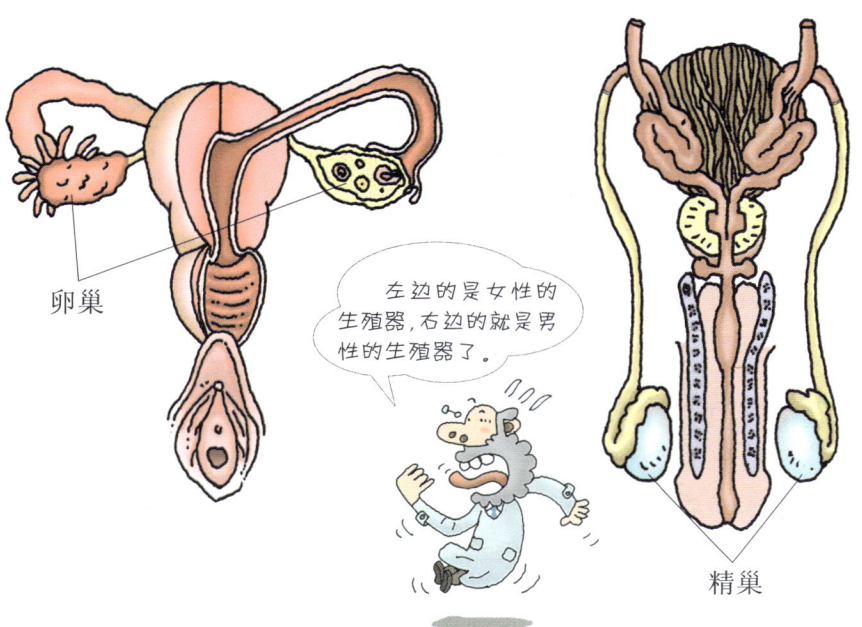

卵巢

左边的是女性的生殖器,右边的就是男性的生殖器了。

精巢

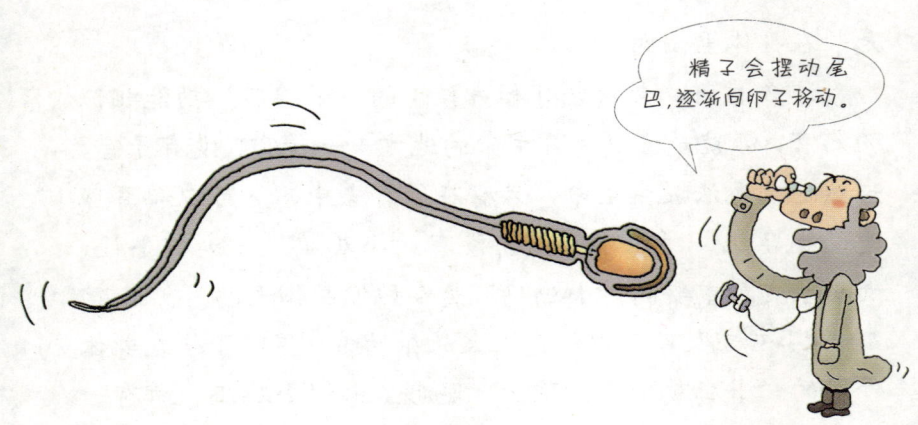

知道为什么要穿内裤吗？不是为了遮羞，而是为了保护我们的生殖器啊。

作为男性的生殖器官，精巢当中不仅产生精子，而且也分泌雄性激素。雄性激素可以使肌肉变得更加发达，同时促进胡须和体毛的生长，男性之所以嗓音粗重低沉也是由于雄性激素的原因。

在这儿，我们先来一起看看精子吧。

如同上面插图所画的那样，精子的模样有点像池塘里的蝌蚪。这小小的精子与卵子结合就会产生生命，在男性生殖器精巢中制造的精子，在进入到女性体内以后，就会利用自己的尾巴，快速地游动，寻找卵子。

女性也有同男性精巢功能相似的叫做"卵巢"的器官，卵巢中可以制造卵子，和精巢的作用相似，卵巢可以分泌出雌性激素，使女性身体显示出女性的特征。

男子一生当中可以产生精子大约 2 兆个，而女子一生中却只能产生大约 450 个卵子。一般情况下，女性的卵巢会从 13 岁工作到 50 岁左右，平均每个月只产生一枚卵子。

如果一次可以产生多枚卵子的话，人类也可以同其他动物一样一次产下多个生命个体，我们不妨设想一下，一次就有好几个孩子出生，那么多的孩子养活起来一定会很吃力的，不是吗？所以卵子每个月只产生一枚，也是有理由的呀。

男性和女性的生殖器可是传宗接代的重要器官，当小朋友们成人后，它们可是可以创造出新生命的地方哦，所以不要害羞，经常清洗，保持好个人卫生，小心地保护好它们吧。

25. 生命是如何诞生的呢？

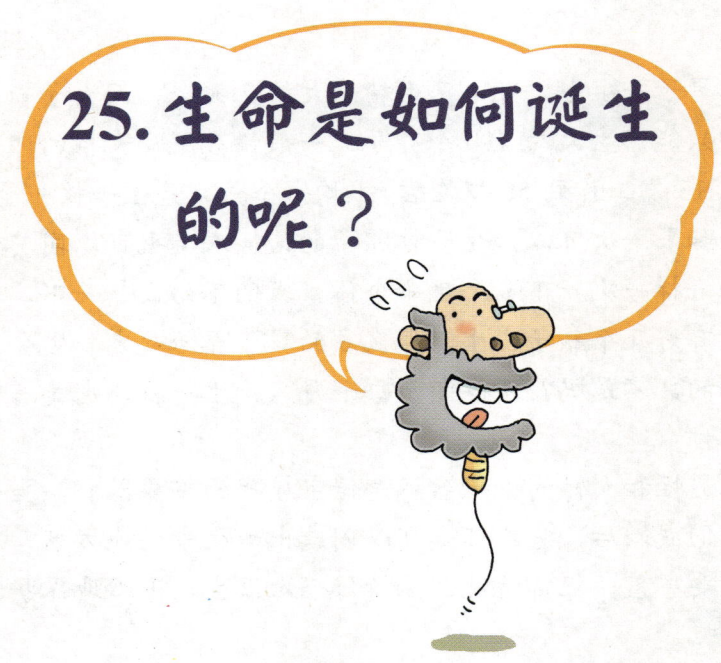

经常会有小孩子问爸爸妈妈自己是从哪里来的吧？明明看到妈妈的肚子大了起来，忽然有一天肚子就瘪了下去，自己又多了一个妹妹，相信大家或许都经历过类似的事吧？

到了现在，小朋友中应该没有人相信小孩子都是从桥下面捡来的吧？婴儿是在母亲的肚子里生长了 10 个月后才来到这个世界上的。那小朋友们知道婴儿是如何产生的吗？

那就让我给大家讲解一下婴儿是如何产生的吧。

正如前面所说，生命是女性的卵子和男性的精子相结合的产物，在这里还要多说一句，我们来到这个世上可是要经过千辛万苦的过程的。

男性的身体当中一般一次可以排出 3 亿~5 亿个精子，但是在这些精子当中，最终可以同女性卵子相结合的精子只有一个。经过了漫长艰难的旅行来到女性体内的精子，开始向卵子进发，但它们面前的路可并不是一帆风顺的。

首先就会有大部分的精子被女性体内分泌的酸性物质所杀死，只有安全通过这一关的精子才能够进入到子宫当中，但进入了子宫并不意味着万事大吉，因为守护子宫的

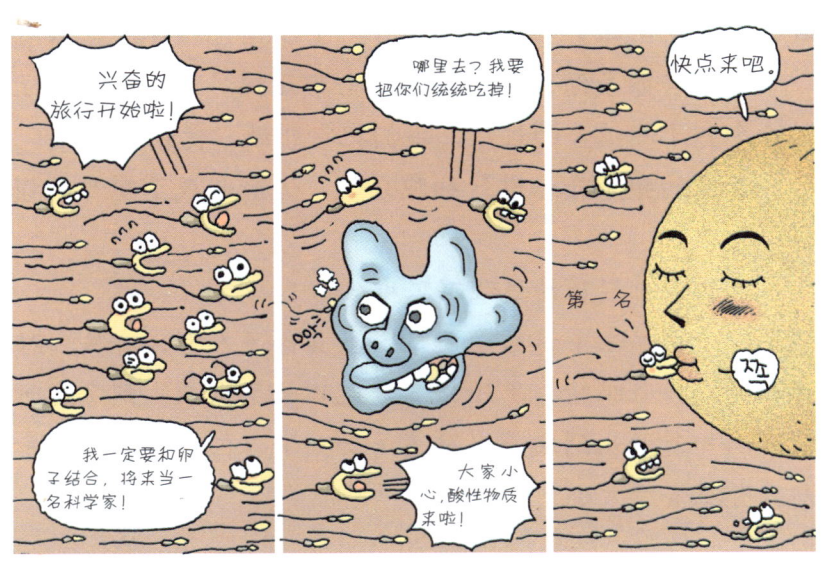

卫士白细胞会大量捕杀精子。

即使逃过了白血球的捕杀，也不等于大功告成，精子们还要通过叫做"输卵管"的管道，才能在千辛万苦之后到达卵子的住所。怎么样？精子要走的路程，够漫长，够危险吧？就这样到达卵子住所时，剩下来的精子最多也就只有100~200个了。

接近卵子的精子一定要进到卵子的内部与卵子结合，才能最终产生生命，这个过程也没有想象的那么简单。精子们为了穿透卵子的细胞壁，全都紧贴着卵子，但是卵子的细胞壁相当厚，最终能进入的精子也只有一个。

即使有再多的精子围绕在卵子周围，一旦哪一个"幸运儿"成功进入了卵子，其他的精子都要吃"闭门羹"，而且绝对无法再敲开卵子的大门了。3~5亿个精子中，只有一个精子与卵子结合，其余的将全都死掉。这种一个精子与一个卵子相结合的过程，我们把它叫做"受精"。

受精的卵子开始进行细胞分裂，逐渐长成了婴儿的模样。

怎么样？经历的过程够艰难吧？

卵子受精三个月后，便基本上具备了人形，有头、胳膊和腿，并且眼睛、鼻子、嘴等也都长了出来。到了这时就可以知道胎儿到底是男孩还是女孩了，但是这个小生命却只有鸡蛋般大小。

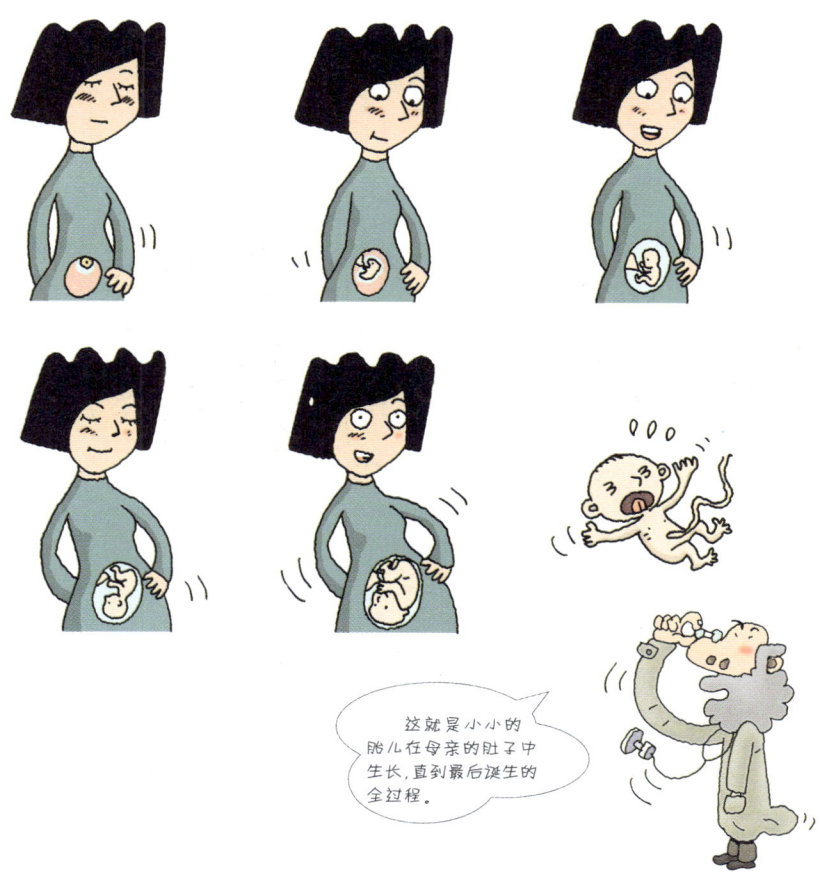

就这样在妈妈肚子里呆上 10 个月后,小宝宝就会来到这个世界上了。

26.身体是由什么构成的呢?

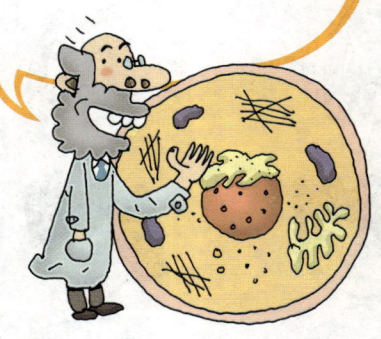

人是从哪里来的呢?

通过前面的学习,我们已经知道了精子和卵子的结合产生了生命。最开始受精卵不过是由精子和卵子两个细胞结合而成的,受精的卵细胞开始进行细胞分裂,先分裂成两个,两个分裂成四个,之后就是8个、16个、32个、64个、128个……就这样,不停地分裂下去。

那要分裂到多少个呢?虽然不可能知道准确的数字,但在具备胎儿形状之前,细胞的分裂是不会停止的。我们每一个人,都是从肉眼无法看到的卵子和精子结合后，逐渐一点一点长大的。

因此，我们的身体是由细胞构成的，有了细胞的千变万化才有了我们的身体，这是毋庸置疑的。骨骼是由骨细胞构成的，肌肉是由肌肉细胞构成的，还有脑是由脑细胞构成的。

那么，细胞又是什么东西呢？

细胞是于1665年被英国科学家罗伯特·虎克发现的，当时罗伯特·虎克正在用显微镜观察软木片，意外发现了树皮具有一个一个如同小房间似的格子结构，这就是细胞。细

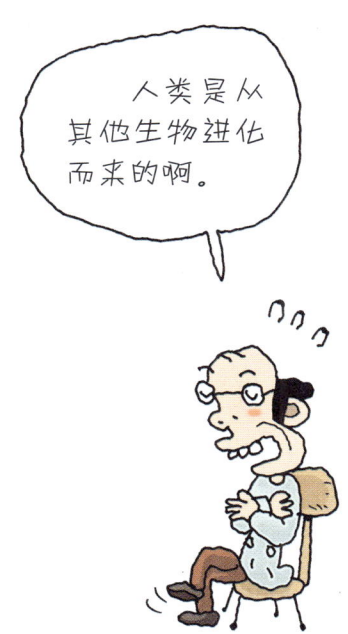

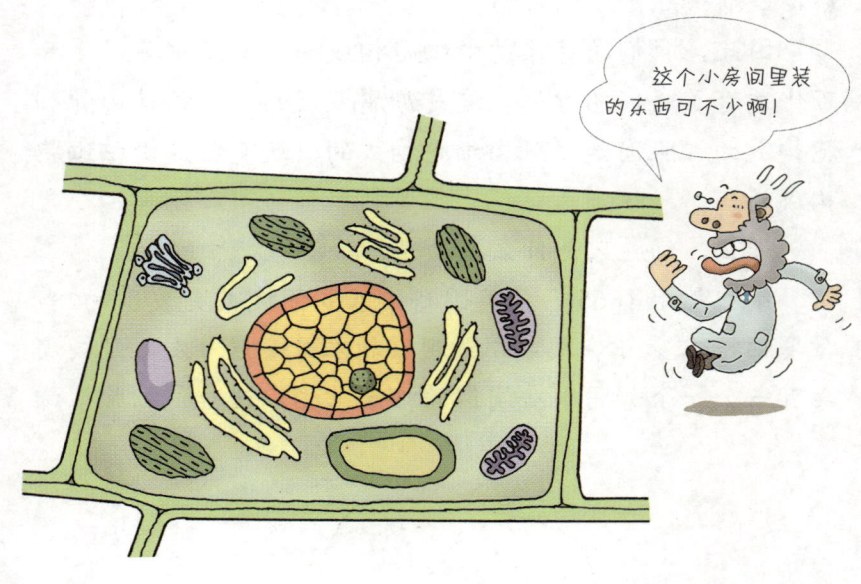

胞的英文名称是 cell，它在英文当中的意思是"小房间"，细胞为什么又被叫做小房间，看看插图就可以一目了然了。

真是和房间长得一模一样吧？这个"小房间"里可是装了不少东西啊，在细胞中间位置的是细胞核，内质网、线粒体、溶酶体等名字复杂的器官散落在细胞核的周围，大家都看到了吧？

我们的身体当中据说大约有 70~100 兆个细胞，人体就是由这些数也数不完的细胞构成的。细胞也不是都长成一个样子的，根据构成身体组织的不同，细胞的外观也是千差万别，所以它们各自所做的工作也有很大的不同。

不光是人类，所有的动物和植物都是由细胞构成的，细胞是生物生命结构的基本单位，单个的细胞就可以被看作是一个活的生命体，新细胞不断地诞生，接替那些已经完成自己工作使命的衰老细胞，而且细胞之间也可以彼此联络，互相帮助。

27. 细胞当中真的有"疯子"吗?

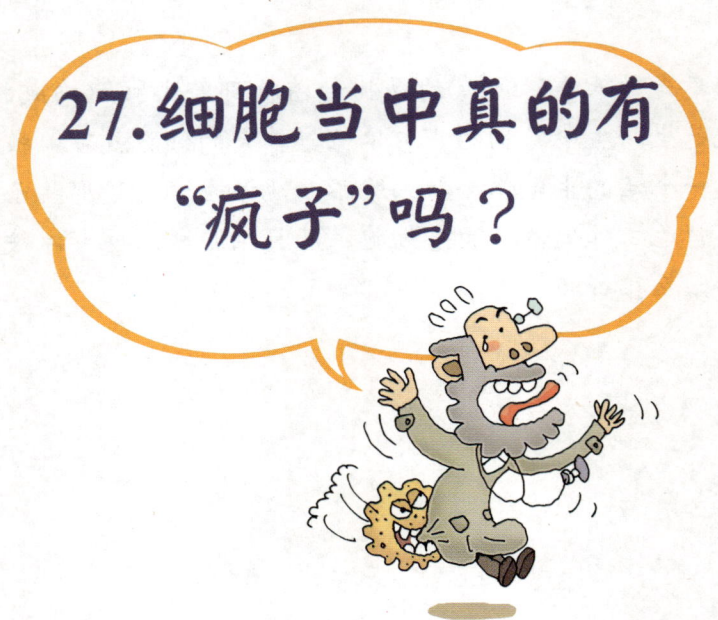

我们通过前面的学习已经知道了,人体当中的细胞都是在自己固定的岗位上,履行着自己的职责,同时和周围的"邻居"细胞经常联系,互相帮助,和平共处。但是却有一种奇怪的细胞,这就是癌细胞。

不管是胃癌还是肺癌、肝癌、子宫癌等,相信大家总是经常听到吧?这些都是由癌细胞引起的疾病,即使在医学技术高度发达的今天,对于癌症的治疗仍然是十分困难的。

令人奇怪的是,癌症并不是由侵入的病原菌引起的疾病，也不是因为身体损伤而产生的疾病，它是由于我们体内细胞发生了基因突变而引起的，简单一点说，是我们自己的细胞突然发生了异常的变化而引发的疾病。

看看癌细胞的图片吧，不知道它们自我感觉如何，反正在我们看来它们真是难看死了，不是吗？

把癌细胞和正常的细胞相比较就会发现，它们块头有大有小，形状也不固定，但是细胞核比较大些。至今为止，我们还不知道正常的细胞究竟是怎么变成癌细胞的，但因为癌细胞和正常细胞差异巨大，所以通过细胞检查就可以知道身体是否患了癌症。

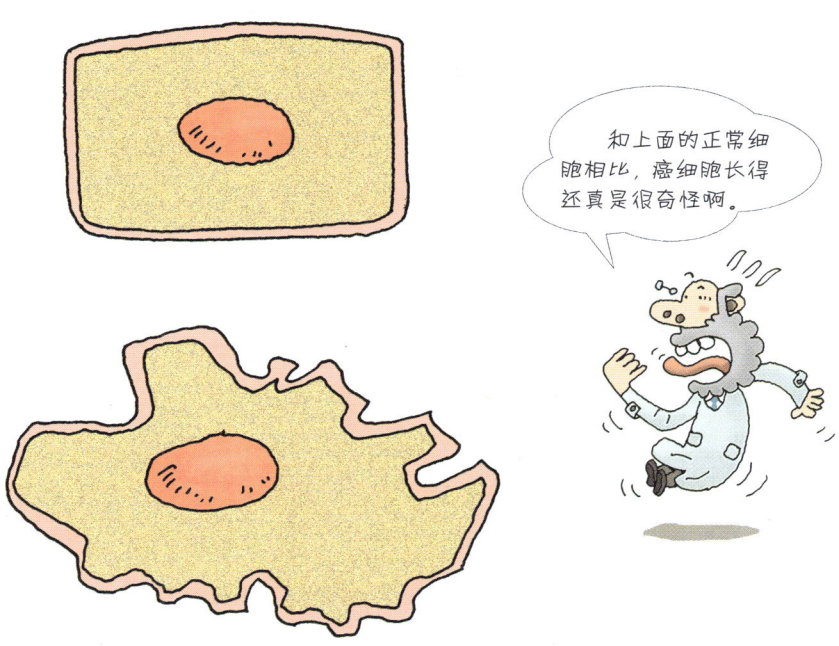

和上面的正常细胞相比，癌细胞长得还真是很奇怪啊。

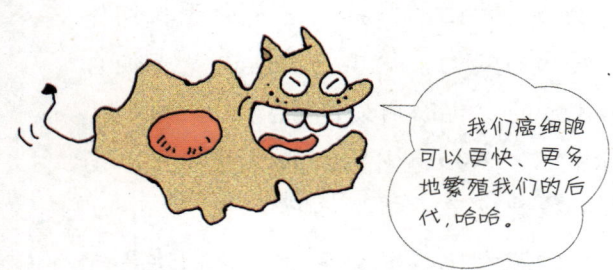

大家好！我们是癌细胞，好好看看我们的模样，很帅吧？我们不仅长得帅气，做事的能力也是普通细胞望尘莫及的，在周围有其他细胞的情况下，普通的细胞是无法进行分裂的，而我们癌细胞可不那样，即使周围有其他细胞，我们也照样是"子子孙孙，无穷尽矣"。所以我们可以一眨眼就有数千数万个子孙后代，事实上我们所要做的也只有繁殖后代这一项伟大的事业。

一般的细胞，一辈子就只能窝在一个地方，过的生活也是单调乏味的。肝细胞就只能待在肝里，骨细胞就只能待在骨头里，脑细胞就只能待在脑袋里，大好的青春，就这样白白浪费了。而我们癌细胞，可是时不时地出门旅游，走遍天下，逛遍人体，日子过得——两个字："舒坦"！

我们边走边逛，相中哪里就在哪里安家落户，繁衍生息，我们旅行走的"高速公路"就是人体的血管，那个快劲儿就不用说啦。

我沿着铺在人体全身的"高速公路"血管，东瞅瞅，西看看，想去哪里就去哪里，所以人类都怕我们。得了胃癌，疼的可不只是胃，我们在胃中的兄弟姐妹也会适当地去别的地方考察考察，琢磨琢磨在其他器官当中多建几个新家。

我们癌细胞的能耐可不小吧？这还不是全部呢，我们还会"七十二变"，普通的细胞只有固定的模样，我们癌细胞可不是，时常改头换面，随心所欲，想变就变。

我们癌细胞争分夺秒地进行分裂，俗话说"多子多福"嘛，但细胞分裂也是需要营养的呀。所以，我们就要不停地吃，吃完自己的那份，就去抢其他细胞的，你也可以说我们贪得无厌，只要自己活得好，我们才不去管其他细胞的死活呢。

我们的能力这么优秀，理所应当多吃多占啦！

我还可以到处溜达，说去哪里就去哪里。

事实证明，癌症是目前最严重的疾病，但只要医学技术再进步一点儿，我们就可以在不远的将来成功地治疗癌症了。现在可以通过手术开刀或者内服药物对癌症进行治疗，但如果没有及时发现的话，治愈癌症是相当困难的。

针对癌症的研究一直都在进行当中，早晚会有好消息传来的那一天的，希望那一天早点到来，到那时看癌细胞还敢不敢像现在这么嚣张！

28. 为什么有人是"小不点儿",有人却是"电线杆儿"呢?

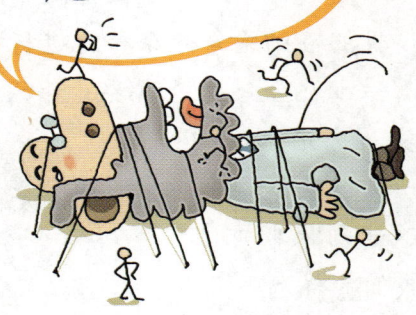

读过《白雪公主》的人,对七个小矮人都有印象吧?不光是在童话里,即使在我们的身边,也总能见到个子很矮小的人,为什么这些人就不能长高点儿呢?与此同时,也有像篮球运动员、排球运动员那样个子高大的人,为什么每个人的个子会各不相同呢?

我们的身体是由无数的组织和血管组成的,吃入的食物在从胃向肠移动的过程中逐渐被分解消化,营养成分通过血液被运送到全身,无论是身体的哪一个地方出了毛病,这个过程都是无法顺利完成的。

但是万一胃、心脏或者是肺这些器官都各自为政、随心所欲的话，结果会怎么样呢？胃脏厌烦的话，就拒绝消化食物；心脏劳累的话，就停止供应血液，那样可就会有大麻烦了。

所以为了使各个器官可以相互协助、共同工作，就需要一种联络和管制的手段，而且为了让各个器官努力工作，也需要一种可以刺激它们的方法。传递这种信息和下达这种命令的正是激素。

激素在我们的出生、成长、消化吸收营养、维持身体平衡等方面是必不可少的，但激素的分泌量却并不多，即使是人体一生所分泌的激素，加起来也不过就是一汤匙左

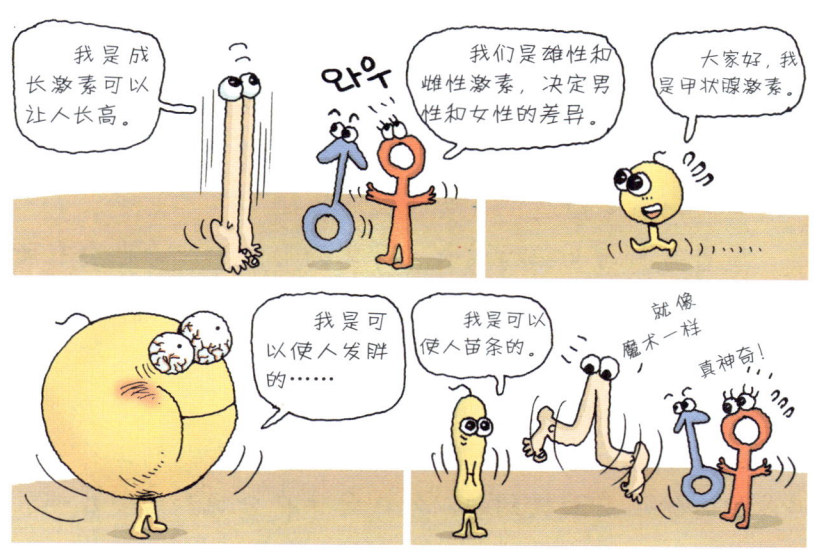

右。由于激素是人体自己分泌的，所以无须像维生素那样人工摄取。

那分泌量这么少的激素又能做多少工作呢？

首先，激素帮助我们成长。

这种激素又叫做"成长激素"，顾名思义就是我们成长所需要的激素。成长激素促进骨骼和肌肉的发育，如果成长激素分泌量过少，人的个子就会停止长高；成长激素分泌量过多，人的个子就会长得过高。成长激素分泌异常，就是导致有人是"小不点儿"、有人却是"电线杆儿"的直接原因。

如果缺乏一种叫做"甲状腺激素"的激素，就会使人变得过胖，这种激素专门负责人体内物质的分解，并且可以促进人体内部所有细胞和组织的代谢活动。如果甲状腺激素分泌过多，即使人吃得再多，体重也不会增加；如果甲状腺激素分泌不足，体内的物质代谢就不会正常进行，人也就会容易发胖。

其次，激素塑造了男女的性别特征。

随着男孩与女孩的成长，身体的形态和能力也会有所不同，这就是激素在起作用。这种激素叫做"性激素"，随着身体的生长，性激素可以使男孩子的肌肉变得发达，下巴上长出胡须，也可以使女孩子的胸部变得丰满等等。

虽然只有一汤匙左右的分泌量，但激素做的工作可真够多的。除了前面提到的以外，母亲在分娩和为婴儿哺乳时，也少不了激素的参与，刺激子宫收缩保证正常分娩和促进乳汁分泌等都是激素的职能。

最后，激素维持了我们身体的稳定。

在正常情况下，我们的体温一直是恒定的，我们血液中的白血球数和血糖浓度是恒定的，这些都是激素调节的结果，而且激素还可以根据身体的需求，吸收水分或者把多余的水分转化成尿液排出体外。

虽然我们看不到，但激素在我们身体中的重要性，现在大家该知道了吧？

29. 为什么人非要睡觉呢？

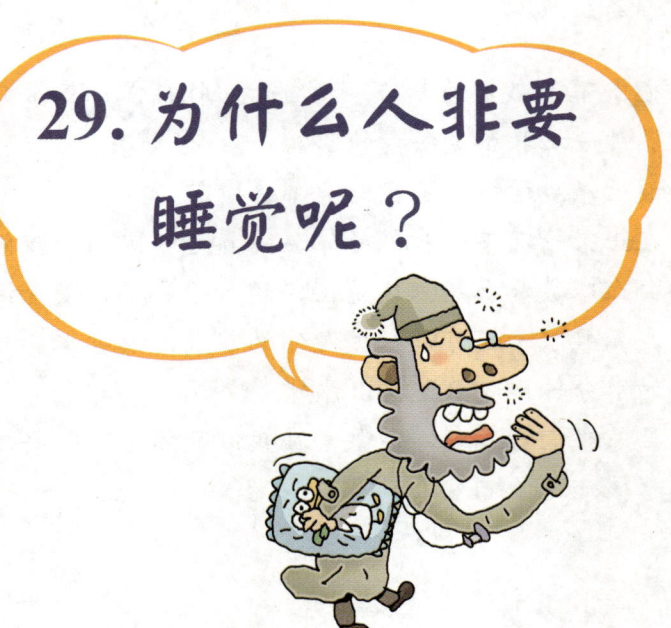

不管是谁，都要花上一生的三分之一时间来睡觉。如果搞不懂这句话的意思，就让我们来想一下自己每天的生活。每天24个小时当中，人至少要睡眠8小时，也就相当于每天有三分之一的时间在睡觉。

有人说："睡眠的时间真可惜。"因为睡觉时什么事情也做不了，既不能读书，也不能学习，如果可以边睡觉边学习的话，那就可以比别人多争取8个小时的时间。要是这么想的话，这么长的时间用来睡觉的确有点可惜。

那我们为什么非要睡觉呢？只要是过度地运动或劳动，

无论谁都会感到疲倦吧。即使再能跑的人也不可能持续奔跑几个小时,超过两个小时的话,连马拉松运动员也会由于体力不支,难以继续奔跑,这个时候是应该停下来休息一下的。我们的身体在像这样进行了某种程度的劳动或运动之后,就应该休息。

我们的脑也是一样。

在我们清醒时,我们的脑一刻也没有停止过工作,从清晨睁开双眼,迷迷糊糊地思考自己是不是要起床开始,一直到夜晚进入梦乡,我们的大脑一秒也没有停止过工作。走路时,大脑要给双腿下达行走的命令;身边有美丽的花朵,大脑不但要通过下达命令看到花朵,而且还要产生看到美丽花朵后我们所感觉到的美感,这些都是大脑应该做

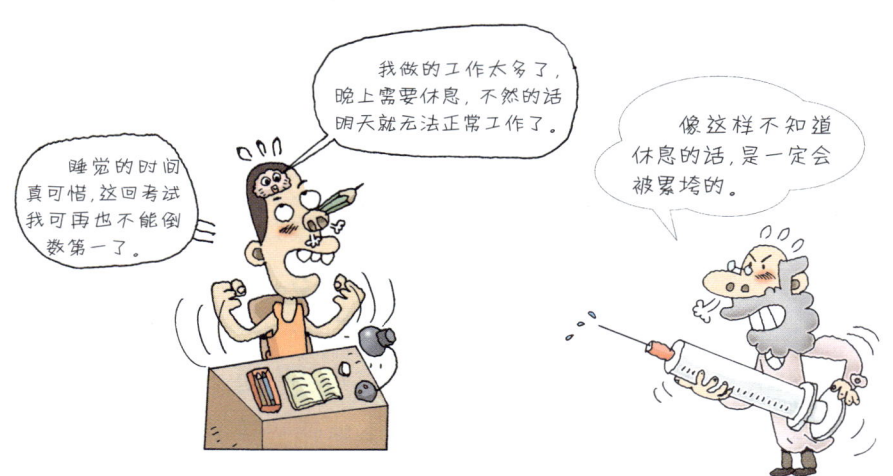

的工作。还有在学校上课时,要做很难的数学题,把上课时学到的东西背诵下来,要是没有了大脑,我们可真的会一事无成啊。

一刻也不休息做这么多事情,大脑该有多累啊?所以我们也要让脑适当休息。如果不让它休息一直工作的话,它可能会发火,来一次"大罢工"也说不定。脑袋罢工或者出现了异常会怎么样呢?那还用问,脑只要有一点异常,人就无法进行正常的生活了。

睡眠的时间是大脑进行休息的唯一时间,虽然在睡眠当中脑也在工作,但比起清醒时的工作量是要少很多的。

睡觉的时候,身体也发生了多种的变化。首先身体当中一半以上的毛细血管都关闭了,无需血液供应,这就减轻了心脏供血的负担,可以让心脏好好休息一下,同时呼吸次数减少,呼吸运动变缓,也使肺脏轻松了许多。

其他的一些器官都可以在睡眠期间进行休息。我们偶尔会在清晨被"冻醒",其实并不是因为气温低,而是因为我们的肌肉都在休息,无法调节身体温度的缘故。

身体所有的器官只有通过睡眠的修整,才可以在我们起床时又充满活力地开始新一天的工作。如果有人觉得睡觉的时间太可惜的话,不妨尝试一下不睡觉的滋味。第二天一定会头脑发晕,食欲下降,连消化也会不畅的,走路也没有力气,眼睛虽然看着书,但头脑就是反应不出来什么意思,这就是必须要休息的身体被强迫工作的结果。

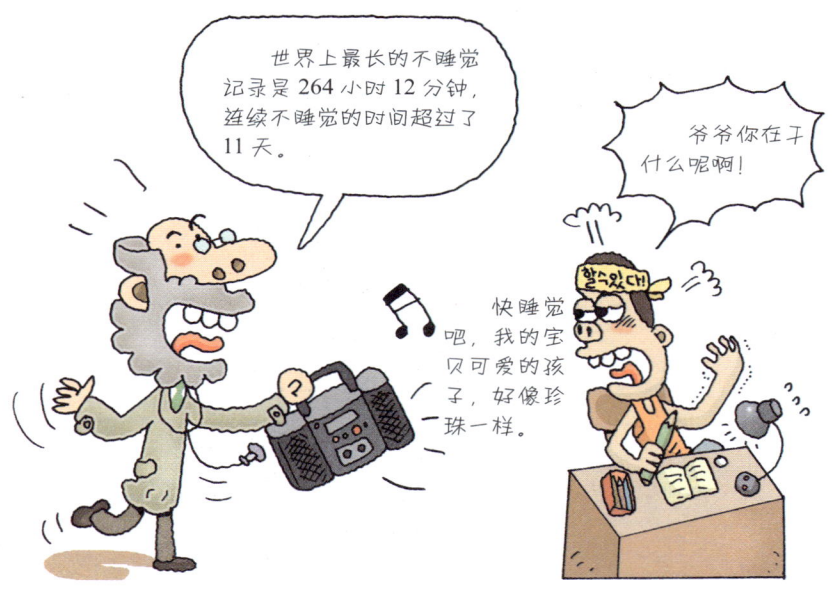

那梦又是什么东西呢？我们在睡觉的时候会做梦，虽然有时起床后会记不得梦的内容，但我们有一半睡眠的时间是用来做梦的。

但是，我们关于"为什么要做梦"，"梦到底是什么"这样的问题仍然难以给出答案。梦境中经常会出现自己平时心里希望的事情或者在生活中受到的刺激，小的时候还经常会做一些被毒蛇、鬼神追赶的噩梦。小朋友们即使做了噩梦也不要害怕，因为不论是谁，在小时候都做过那样的梦的。

30. 身体生病为什么会发烧呢?

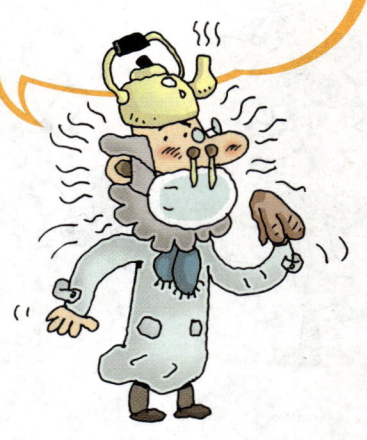

去医院看病时,医生总是让人把小小的体温计含在嘴里,有时也把体温计放在病人的腋窝下,也有一些时候,是插在肛门里的哦。

医院测量我们体温的原因,就是可以通过体温知道我们是否生了疾病。

我们的平均体温是介于 35.8~37.2℃ 之间的。虽然我们的体温总是保持恒定,可是像蛇、青蛙等动物的体温却是经常变化的,在气温较高、阳光充足的白天,它们的体温就会升高,到了夜晚它们的体温又会降低。而不管是再热或再冷的天气，人类的体温都是恒定的。

我们的体温也就指的是血液的温度，只有保持体温的恒定，人体内的各种器官才能够正常工作。如果体温忽高忽低，我们的身体可就要面临危险了。

负责调节我们身体温度的有肌肉、血管等身体组织和汗液。举例来说，我们感到冷时身体会打战，就是因为肌肉为了散发出热量而抖动的缘故。

夏天里，身上会出很多汗，这也是为了降低体温。

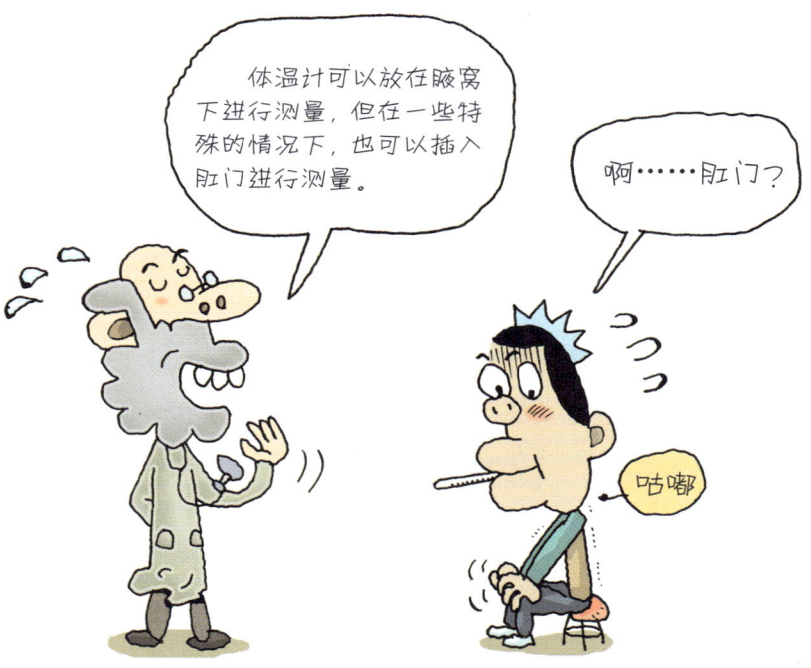

那汗液是如何降低我们的体温的呢?

热的时候,如果用水擦拭身体是不是会感到很凉爽呢?那是因为在我们身体表面的水分蒸发时,带走了我们身体的热量。汗液降低体温也是同样的道理,分泌出来的汗液蒸发时,也会带走我们身体的热量的。

运动过后就会感到有点冷也是由于汗液蒸发带走身体热量的原因,通过排汗可以降低我们的体温,汗液就是这样来发挥调节身体温度的重要作用的,现在大家就会明白为什么热的时候人会出汗了吧?

有时我们的身体会"发烧",如果小朋友们生病了,大人只要用手一摸小朋友的额头就会知道是不是发烧了,只要是患了感冒或者其他疾病,身体就会有发热的现象。

不是说我们的体温是恒定的吗,怎么生病时会发烧呢?

温度升高会使病菌的活动能力减弱,如果温度再继续升高的话,病菌就会死亡,有时妈妈把碗碟或者内衣用沸水煮,就是为了杀死细菌。

以病菌为首的有害物质侵入人体后,人体就会自动提高温度,使病菌无法正常活动,同时体内的白血球也会赶来把病菌清理掉,体温的升高可以更有利于白血球战胜病菌。

还不光是这些,如果有细菌进入人体,肝脏首先会把细菌最需要的"铁元素"搜集之后藏起来,细菌找不到食物"铁元素",就会没有力气,打不起精神同白血球战斗

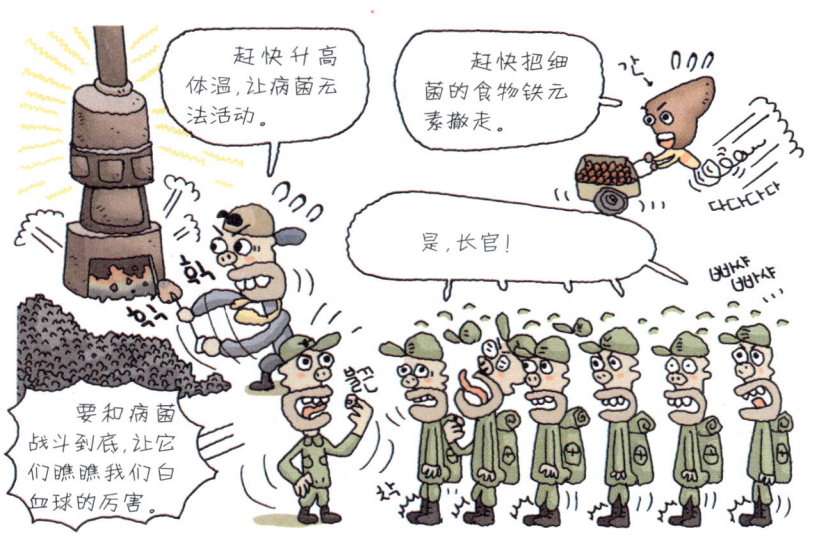

了，最后就会被白血球统统消灭掉。我们的身体就是在这样天衣无缝的配合之下，完成所有工作的。

病菌都被杀死了，体温也会降低到原来的水平，多余的热量就需要汗液帮助带出体外，这也就是为什么我们生病之后会出汗的原因。

不看不知道，出汗发烧当中还藏着这么多深刻的道理呢！

31. 上了年纪的人为什么会变老？

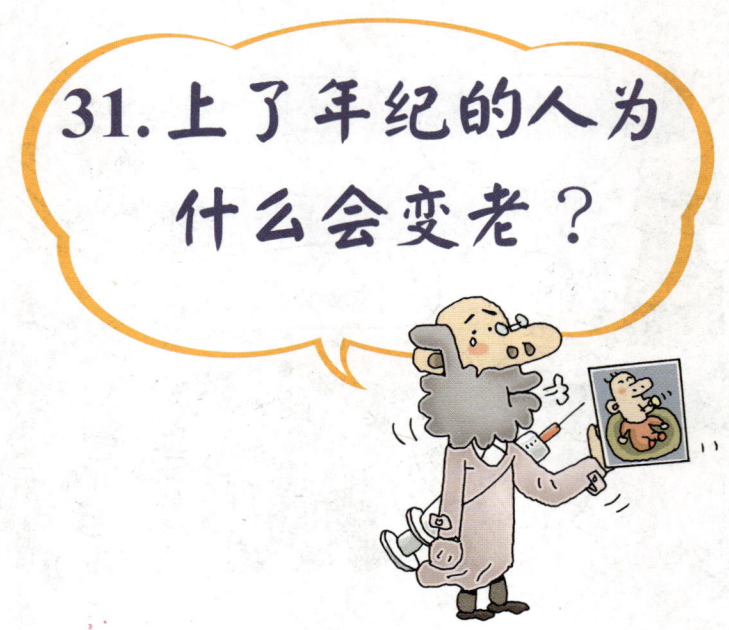

青春永驻、长生不老是许多人的梦想，为什么人会讨厌衰老呢？

随着年龄的增长，我们身体的机能也在逐渐下降，人要是上了年纪，记忆力会下降，学习知识的速度也会变慢，而且变得健忘，即使是刚刚听说的事情也会忽然想不起来。

肌肉和骨骼也会逐渐丧失自己的能力，所以老人走路很吃力，也无法搬运很重的东西。由于骨骼变弱，也会十分容易折断，而且骨折后的康复十分缓慢。软骨组织磨损导致关节炎、神经痛等疾病，苦不堪言。

心脏和肺的功能也逐渐衰退。心脏跳动的力量减弱，送往全身的血液量会相应减少，随着肺脏能力的下降，供给身体的氧气也会减少，人体就会比较容易患感冒、肺炎。不仅仅是心脏和肺脏，胃肠等消化器官的功能也会下降，人体对于食物的消化能力也会减弱。

皮肤随着年龄的增长也会发生变化，年轻时坚韧而有弹性的皮肤会随着青春的流逝，变得松弛而没有活力，并且还产生了许多皱纹，看看爷爷奶奶的额头和眼角，到处都可以见到皱纹吧。

除此以外，皮肤还会变得粗糙，头发也会脱落，视力和听力也会下降，有时会看不清或听不着。由于免疫力也逐

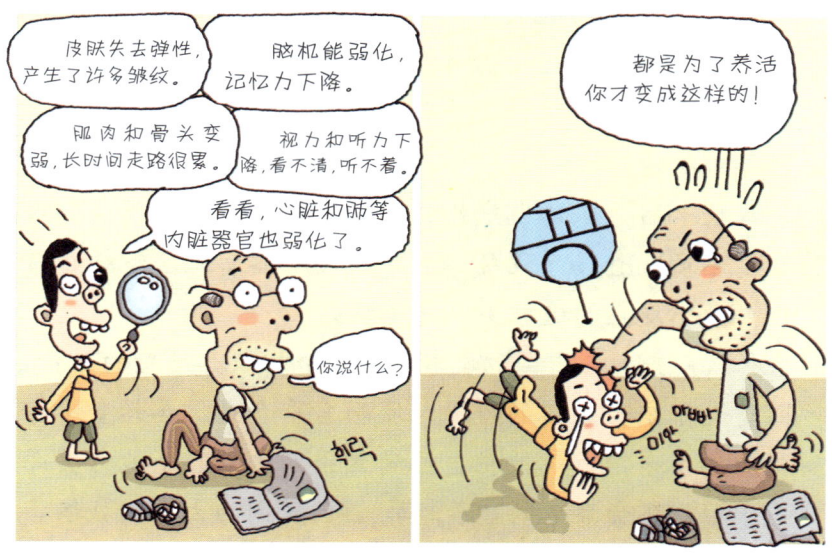

渐下降，所以老人比较容易患各种疾病，并且患病后不容易康复。

人为什么会老呢？

人会衰老是由于细胞的原因，构成我们身体的细胞从产生的时候开始，就会各司其职直到死亡，之后还会有新的细胞产生。

细胞的生老病死是在我们体内一直发生的事情，大约经过80天左右，构成我们身体的一半细胞都会死去，并且有相应数量的新生细胞取代因衰老而死亡的细胞。

但是随着年龄的增长，新生细胞的数目会逐渐减少，所以和新生的细胞数量相比，死亡细胞的数量更多。那又会产生什么结果呢？

组成皮肤的细胞大量死亡的话，皮肤就会失去弹性；如果脑细胞大量死亡，脑所做的工作就无法顺利完成；骨骼和肌肉细胞大量死亡，骨骼强度就会变弱，肌肉的力量也会不如从前。

人衰老后，肌体当中死亡的细胞越来越多，新生的细胞数量不足，直接导致身体当中的各种器官无法继续正常工作。身体发生的这种变化就是衰老。

很久以前，在中国的秦朝，有一个叫做秦始皇的皇帝，他因建造了举世闻名的万里长城而名垂青史。秦始皇十分想要长生不老，于是便把自己的大臣们派到各个地方去寻找吃了后就不会衰老的"不老草"，但是因为大臣们找遍各

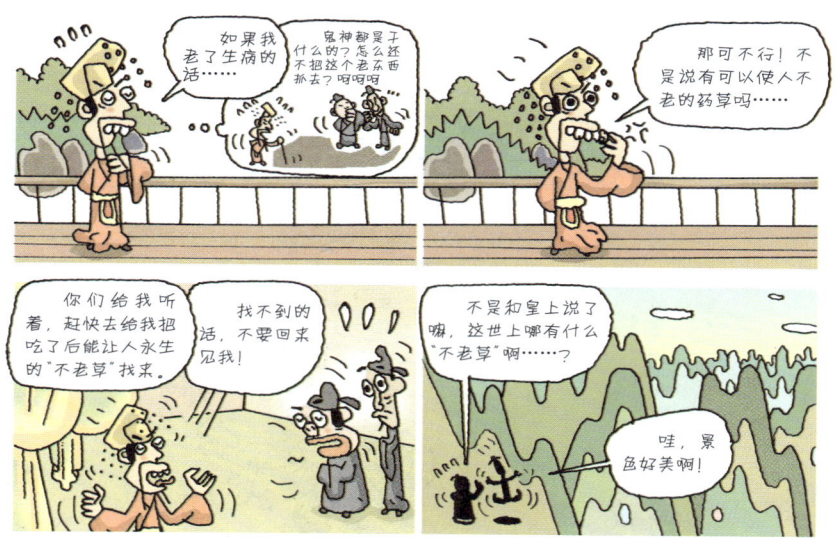

地也找不到"不老草",所以也没有人敢回来见他。秦始皇最终到死,也还是没有等到想要的"不老草"。

长生不老是所有人的愿望,但人的生老病死也是一条千古不变的自然规律。

32. 有没有长生不老的办法呢？

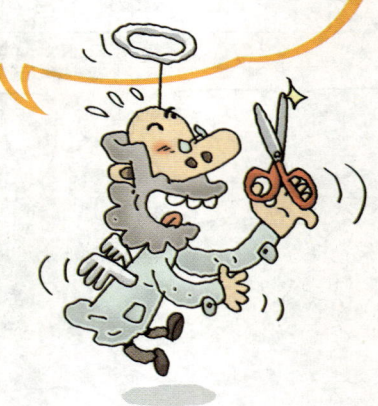

这是很久很久以前发生在中国的一个故事。

有一个人找到了"不老草"，就是传说中人吃了可以长生不死的草药，但这个人又开始为如何处置这棵"不老草"而犯起难来。

"我自己把它吃掉吗？"

"不行。要不给我漂亮的老婆吃？"

想来想去，他决定把这棵"不老草"献给皇帝，于是他就拿着这棵药草进宫去了。走到宫殿前面，守卫宫殿的卫兵把他给拦住了。

"你是哪儿来的,敢私闯皇宫?"

"我是离这儿不远村子里的村民,我找到一棵珍贵的'不老草',想要把它进献给皇上。"

听他这么一说,那个卫兵问道:

"'不老草'是什么东西?"

"'不老草'就是吃了可以永远不死,长生不老的神奇药草。"

"有这回事?那把它给我瞧瞧,是真是假得让我来试试才知道。"

卫兵一听说可以长生不老,就把"不老草"抢了过去,大口大口地吃了起来。

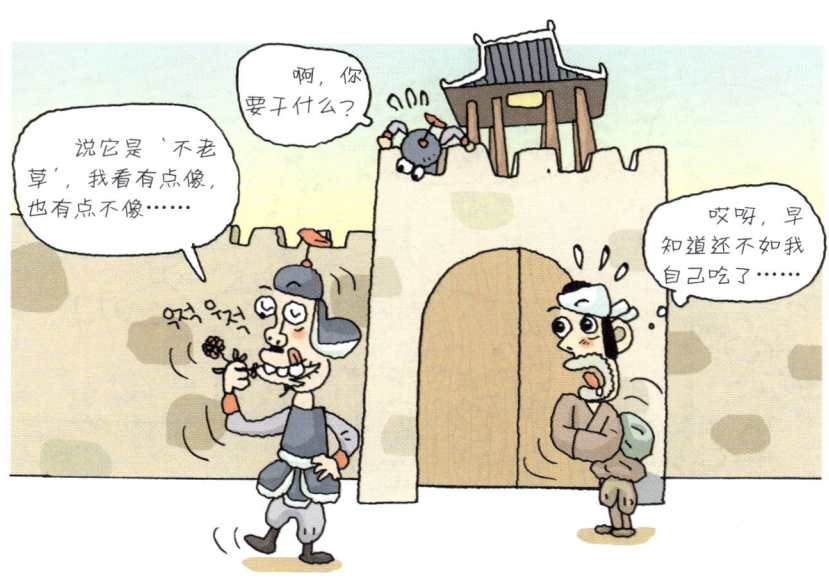

这件事传到了皇帝的耳朵里，他十分生气，就把那个不知好歹的卫兵抓来问话。

"你是不是吃了豹子胆，竟敢把进献给我的'不老草'给抢去吃了？我看你是不想活了！"

皇帝盛怒之下，就要人把这个卫兵拉出去斩了。但是卫兵却回答道：

"皇上饶命，小人只是想帮皇上检验一下药草的真假，才斗胆一尝的啊。要是皇上把我给杀了，那这药草可就不能叫做'不老草'了，吃了'不老草'的人，不是可以永远不死、长生不老的吗？我吃了'不老草'不假，但皇上如果杀了小人，这药草就绝不是'不老草'，而是'夺命

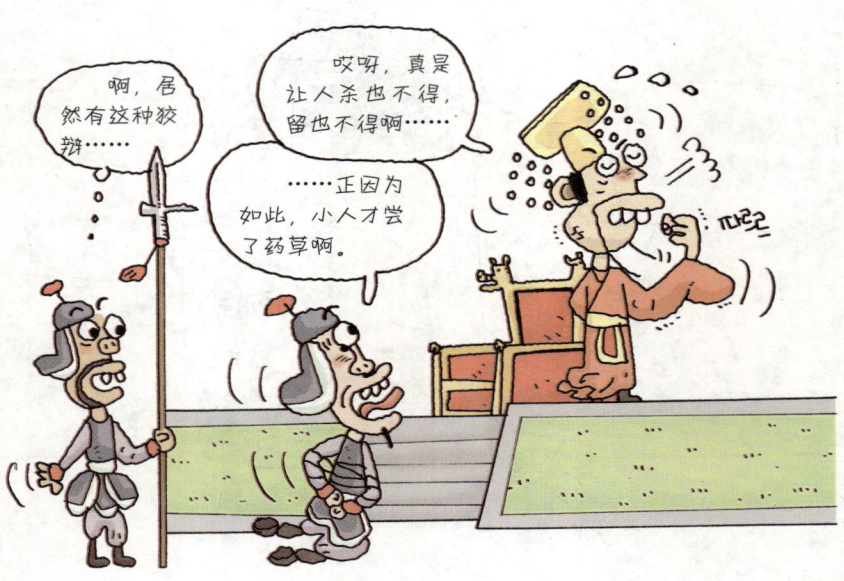

草'了啊。这么说来,那个献草之人一定是在蒙骗陛下,小人所做的一点也不为过啊,皇上冤枉啊。"

听了卫兵的话,皇帝也无可奈何,只好把他给放了,因为不管怎样,他的话还是有道理的。

从古至今,关于"不老草"和"不死鸟"的传说被人们广为流传。"不老草"是吃了后可以长生不老的药草,"不死鸟"是一种永生不死的神鸟。人类虽然一直向往永生不死,但最能活的人,也不过只有120岁左右。

那死亡的定义又是什么呢?有人主张"脑死亡判定法",即一个人的大脑死亡的话,就代表这个人已经死亡。有的人说:"即使脑已经死亡,但是心脏依然跳动,呼吸依然存在的,怎么可以说人就已经死了呢?"但事实上,当脑死亡以后,心脏和肺脏也会在不久之后死亡,这才是"脑死亡判定法"最重要的科学依据。

死亡就是我们身体的所有器官停止一切生命活动。脑无法再继续思考和记忆,心脏也无法继续向全身供给血液,肺脏也停止了呼吸运动。

33. "基因组计划"是什么？

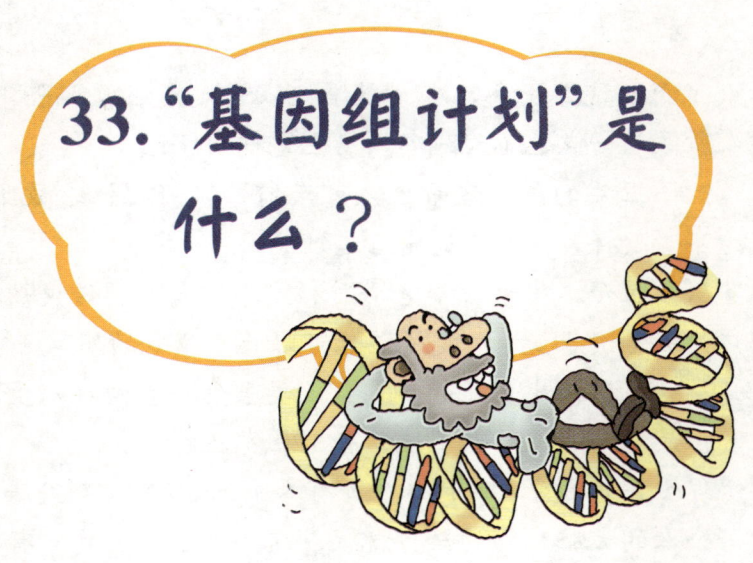

每个人都和自己的爸爸妈妈长得很像。

父母如果个子不高的话，大部分的儿女也都不很高大；父母如果是天生卷发的话，子女的头发也大部分是卷发。这种孩子和父母长相相似的现象就叫做"遗传"。

不仅仅是人的长相，头脑、疾病等也是可以被遗传的。血友病、唐氏综合症等就是最具有代表性的遗传病。我们从父母那里继承了许多东西，也将把它们传给我们的后代。

相信大家都听说过"基因组计划"吧，全世界众多的科学家聚集到一起进行科学研究，并最终共同发表了"基因组计划"的研究成果,世界各大报纸和电视都对研究成果的发表,进行了大量的报道。

那"基因组计划"到底是什么呢?居然引起了全世界的如此关注呢?

所谓基因组,英文的名称是"genome",简单地说,就是指人类所具有的所有遗传基因的总和。

人类细胞的细胞核当中,有23对,即46条染色体。

在染色体当中,有一种叫做DNA的物质,与人类遗传相关的基因就在这种物质当中。染色体的外观有点像长绳子,如果用笔把一个细胞当中含有的基因密码写出来的话,写出信息的长度会超过1万千米。

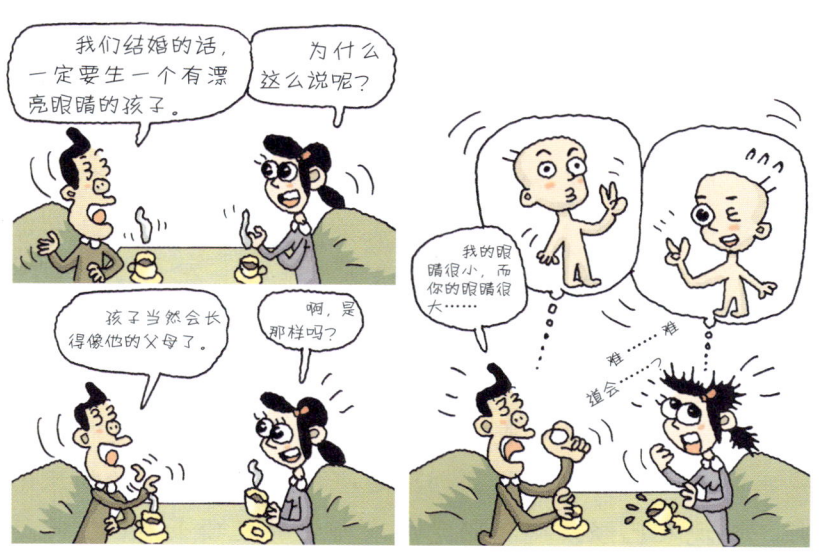

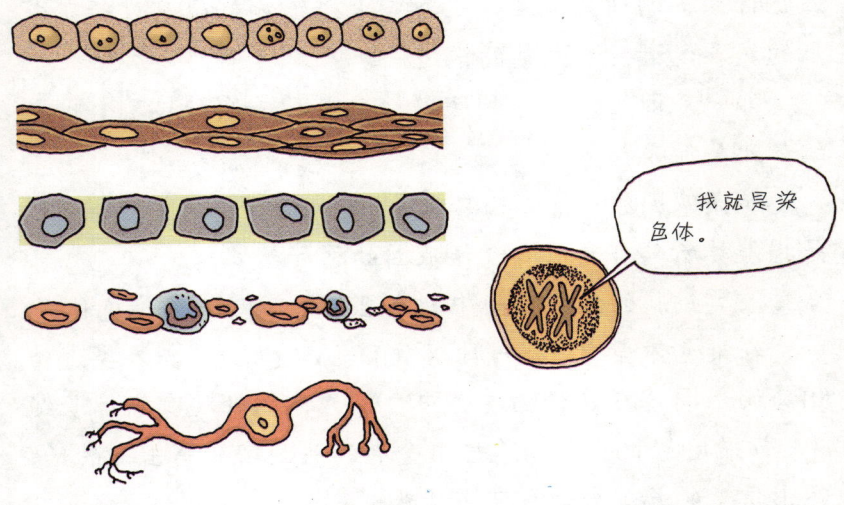

请看下页的插图，基因是由四对碱基的不同组合而形成的，DNA 的碱基种类有：腺嘌呤（A）、鸟嘌呤（G）、胞嘧啶（C）、胸腺嘧啶（T）四种。根据这四种碱基不同的排列顺序，就有了每个人都各不相同的鼻子、嘴巴，甚至每个人所得的不同的疾病，每个人都各不相同的头脑能力。如果科学家们可以成功解开碱基排列的秘密，我们就有理由相信在不远的将来，人类能够克服各种疾病。

人类基因组计划的目的就是为测定人类 DNA 当中含有的 30 亿对基因的位置和碱基序列。

如果计划顺利完成的话，我们就可以知道引起特定的疾病的基因是哪些，并且利用这些信息帮助疾病的临床治疗，就现在已经获得的研究成果当中的几项来看，2 号染

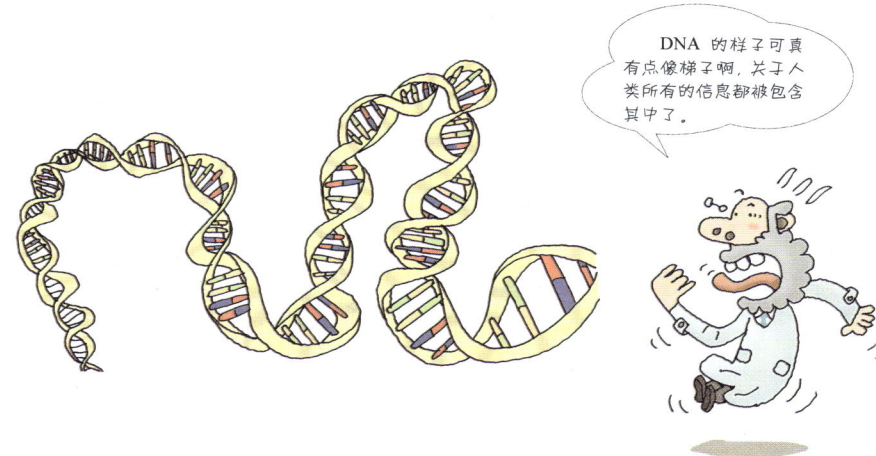

色体上含有可以引起结肠癌的基因，11号染色体上含有导致贫血的基因，14号染色体上含有可以引起痴呆症的基因。

像这样把一种疾病是由哪种基因诱发引起的事实查清的话，对于这种疾病的成功治疗也就自然是可以预测的事了。相信随着"基因组计划"研究的进一步深入，人类的健康状况也会得到更大的改善。

34. 每天身体都在发生着哪些事情呢?

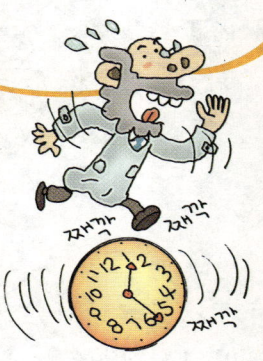

　　我们的身体可真是忙,整天忙碌地工作,我们的身体到底有多忙,每天又有多少事情要做呢?下面就让我们一起来看一看吧。

　　我们的身体当中,最忙的恐怕要数心脏了。

　　心脏一整天都不会停下来,万一心脏讨厌工作罢了工,那会发生什么事情呢?心脏如果停止了跳动,人就只有死路一条了,所以心脏可是万万不能停下来的。而且因为心脏还要把血液均匀地输送到全身,所以不要说停下来,即使心脏跳动的力量稍微小一点都是不可以的。

一般来说,心脏每分钟跳72下,一天下来就要跳动超过 10 000 次,而且每天经由心脏处理的血液也超过了 10 000 公升。

据说从心脏压出的血液,在血管当中每天要进行 270 000 千米的旅行呢,270 000 千米是怎样的一个概念呢?即使让一辆小汽车以每小时 100 千米的速度行驶也要花费 2 700 小时,那可是大概需要昼夜不停地行驶 112 天才能走完的路程啊。

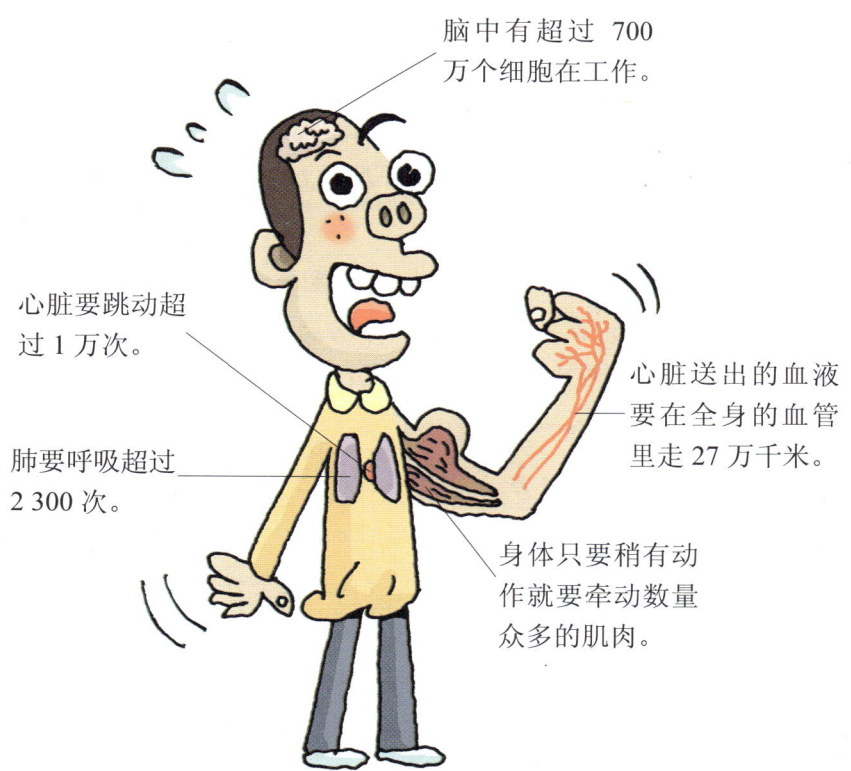

肺有多忙呢？我们每天要进行2 300次以上的呼吸，当连我们自己都意识不到自己在呼吸的时候，肺在为我们不停地工作。我们每天吸入的氧气量，大概可以装满一个长、宽、高均为1.2米的正立方体大盒子。

每天又有多少脑细胞在工作呢？保守地估计，至少要超过7 000 000个。想想看从早到晚有那么多的事情需要思考、记忆和作出判断，所以需要的脑细胞当然少不了了。

就像这样，在我们的一生当中，我们的身体从不间断地在工作着。手指甲和头发也是每天在不停地生长，虽然手指甲每天才长出0.1厘米，但是一个人一生当中，所长出来的手指甲的总长度却是惊人的。如果把70年的指甲都连在一起的话，长度将超过37米，而70年所长出的头发的总长度将超过563千米。

有几样东西，如果把一个人一生中的量加到一起，会让人大吃一惊的。一个人70年时间的饮水总量，大概会达到5万公升；那么如果把一个人70年间的排尿总量加在一起会有多少呢？会超过38 300公升（其他的水分都以汗液的形式，或通过其他方式排出了体外）；还有人眼在一生中会眨动3亿3千万次。

怎么样？我们神奇的身体构造是不是让人大吃一惊啊？

为了维持正常的生命活动，我们的身体一直都在不停地工作，其中人体的各个器官也都在一丝不苟、尽职尽责

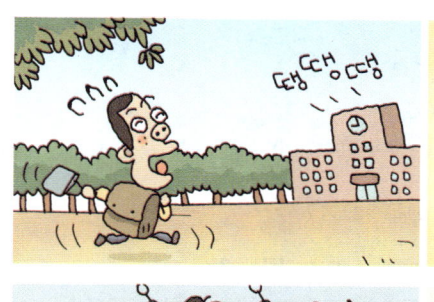
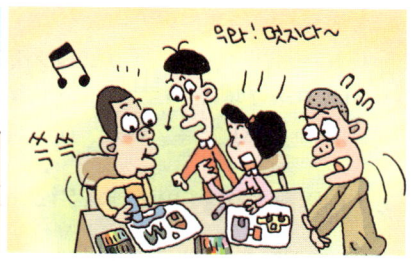
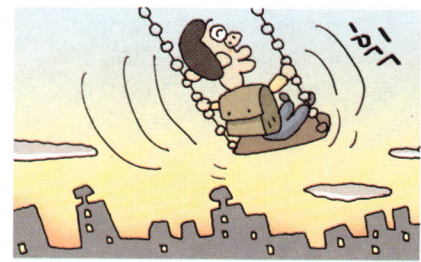
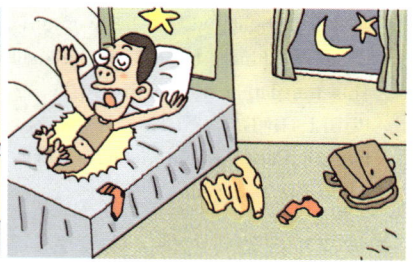

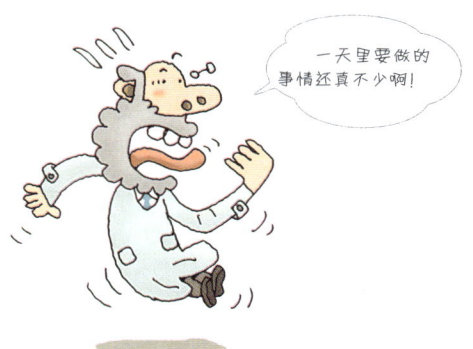

一天里要做的事情还真不少啊!

地发挥着自己的作用。所以我们只有了解了人体的各个器官,才能够更加珍惜身体,保持好我们的健康,不是吗?

图书在版编目(CIP)数据

希波克拉底给我们讲人体故事/(韩)梁大承著;刘志峰译.
长春:长春出版社,2011.1(2014.3 重印)
ISBN 978-7-5445-1532-0

Ⅰ.希… Ⅱ.①梁…②刘… Ⅲ.人体–少年读物 Ⅳ.R32-49

中国版本图书馆 CIP 数据核字(2010)第 222917 号

When you wonder about Human body, Ask to Hippokrates
Text Copyright ⓒ 2002 by Worinuri
Complex Chinese translation copyright ⓒ 2006 by Changchun Publishing House
This translation was published by arrangement with DAEHAN PRINTING & PUBLISHING Co., LTD
through Carrot Korea Agency, Seoul.
All rights reserved.

希波克拉底给我们讲人体故事

著　　者:(韩)梁大承	插　　图:(韩)金永珉　　译　者:刘志峰
责任编辑:张　岚	封面设计:大　熊

出版发行：**长春出版社**　　总编室电话:0431-88563443
　　　　　　发行部电话:0431-88561180　读者服务部电话:0431-88561177
地　　址：吉林省长春市建设街 1377 号
邮　　编：130061
网　　址：www.cccbs.net
印　　刷：长春人民印业有限公司
经　　销：新华书店
开　　本：880 毫米×1230 毫米　1/32
字　　数：120 千
印　　张：4.5
版　　次：2011 年 1 月第 3 版
印　　次：2014 年 3 月第 3 次印刷
定　　价：12.80 元

版权所有　　盗版必究